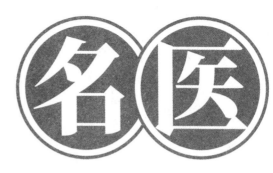

名医

中药外敷
治百病

王迪 ◎ 著

U0334665

吉林科学技术出版社

图书在版编目（CIP）数据

名医中药外敷治百病 / 王迪著. -- 长春 ：吉林科学技术出版社，2024. 8. -- ISBN 978-7-5744-1797-7

Ⅰ. R244.9

中国国家版本馆CIP数据核字第20249S459S号

名医中药外敷治百病

MINGYI ZHONGYAO WAIFU ZHI BAIBING

著　　者　王　迪
出版人　宛　霞
策划编辑　李思言　丑人荣
全案策划　吕玉萍
责任编辑　董萍萍
封面设计　李东杰
内文制作　朱　泽
幅面尺寸　160 mm×230 mm
字　　数　250千字
印　　张　12
印　　数　1—20 000册
版　　次　2024年10月第1版
印　　次　2024年10月第1次印刷
出　　版　吉林科学技术出版社
发　　行　吉林科学技术出版社
地　　址　长春市福祉大路5788号龙腾国际大厦A座
邮　　编　130118
发行部电话/传真　0431-81629398　81629530　81629531
　　　　　　　　　　81629532　81629533　81629534
储运部电话　0431-86059116
编辑部电话　0431-81629517
印　　刷　三河市燕春印务有限公司
书　　号　ISBN 978-7-5744-1797-7
定　　价　59.00元

前　言

在中国的古老智慧中，中药的治疗方法一直被视为医学的瑰宝。其中，外敷疗法以其简单易行、直接有效的特点，为广大民众所熟知和信赖。本书《名医中药外敷治百病》旨在传承和发扬这一优秀传统，以帮助读者更好地了解和运用中药外敷治疗各种常见疾病。

本书共分为八章。第一章介绍了中药外敷的基本原理和常用方法，包括外敷药物的原理和作用、异常反应和处理、常见取穴方法和常用穴位等。第二章至第八章则详细介绍了各种常见疾病的中药外敷治疗方案，涵盖内科、外科、妇科、男科、儿科、五官科及皮肤科等。每一种疾病都提供了多种不同的外敷方案，方便读者根据自身情况进行选择。

在编写过程中，我们深入研究了各种常见疾病的发病机制和中药治疗原理，结合多年的临床实践经验，为读者提供了科学、实用的中药外敷治疗方案。同时，我们还注重通俗易懂的语言表达，让读者能够轻松理解和掌握中药外敷治疗的方法。

本书的亮点在于名医亲授经验和实用贴士。我们邀请了多位经验丰富的名医为本书撰写专章，分享他们的临床经验和心得体会。此外，我们还整理了大量的实用贴士，包括外敷药物的贴敷部位、制作方法、操作规程等，帮助读者更好地应用中药外敷治疗。

总之，《名医中药外敷治百病》一书的出版，旨在为广大读者提供一本实用、简便、有效的中药外敷治疗指南。我们希望通过本书的普及和推广，让更多的人了解和掌握中药外敷治疗的方法，为维护身体健康、提高生活质量做出贡献。

　　然而，需要强调的是，中药外敷治疗虽然具有简单易行、直接有效的特点，但并不适用于所有疾病和情况。某些严重疾病或特殊体质的患者，仍需寻求专业医生的诊断和治疗。因此，在使用中药外敷治疗时，请务必结合自身情况，遵循医生建议，以确保安全和有效。

目　录

第四章　妇科疾病的贴敷疗法

第五章　男科疾病的贴敷疗法

第六章　儿科疾病的贴敷疗法

第七章　五官科疾病的贴敷疗法

第八章　皮肤科疾病的贴敷疗法

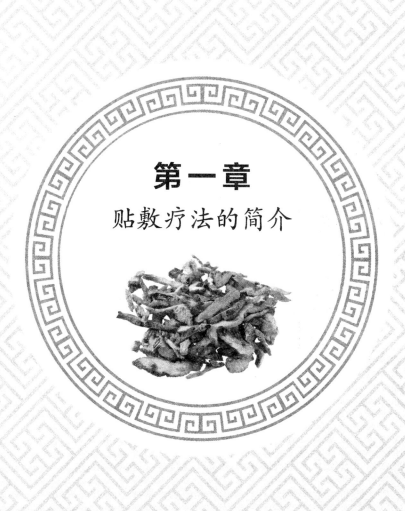

第一章

贴敷疗法的简介

贴敷疗法的起源与发展

贴敷疗法，一种源自古代且至今仍在广泛使用的非药物疗法，其起源和发展历程可以追溯到数千年前。

贴敷疗法的起源可以追溯到春秋战国时期，当时《黄帝内经》中已有关于贴敷疗法的基础理论和技术。这部古老的医学典籍详细介绍了如何使用草药、动物材料和矿物来进行贴敷治疗。

随着时间的推移，贴敷疗法在我国得到了进一步的发展和普及。例如，南北朝时期，陶弘景所著的《名医别录》对贴敷疗法有了更深入的认识，提出了一些新的治疗原则和方法。

到了唐代，贴敷疗法已经得到了广泛的应用。这一时期的医学著作如《千金方》《外台秘要》等，都详细记载了大量贴敷疗法的配方和治疗案例。

宋代以后，贴敷疗法逐渐发展成为一种独立的医学分支，出现了许多专门论述贴敷疗法的书籍，如《急救良方》《理瀹骈文》等。这些书籍对贴敷疗法的理论、技术和应用进行了系统的总结和阐述。

进入现代，贴敷疗法在西方也得到了越来越多的关注和研究。例如，德国医学家布赫曼所著的《皮肤药理学》和美国医学家博斯韦尔所著的《自然疗法》都详细介绍了贴敷疗法的作用机制和具体应用。

总的来说，贴敷疗法作为一种古老而有效的非药物疗法，在数千年的发展历程中，得到了不断的完善和创新。如今，贴敷疗法已经成为一种被广泛应用于临床的疗法，为无数患者带来了福音。

贴敷疗法的原理和作用

贴敷疗法是一种将药物直接敷贴在皮肤上的治疗方法，其原理和作用主要基于以下几个方面的考虑：

首先，贴敷疗法利用了皮肤的吸收功能。皮肤是人体的最大器官，具有很强的吸收能力。当药物敷贴在皮肤上时，药物分子会通过皮肤吸收进入体内，从而产生治疗作用。这种吸收作用不仅限于局部，还可以通过经络系统将药物传递到全身各个部位，达到全面调节身体状态的目的。

其次，贴敷疗法利用了中药的归经原则。中药学将人体分为不同的经络系统，每一条经络都与相应的脏腑器官相关联。当药物敷贴于特定的经络穴位时，药物可以通过经络系统作用于相应的脏腑器官，达到调整机体内部功能、治疗疾病的目的。

再次，贴敷疗法还利用了中药的外治之理。传统中医理论认为，外治法与内治法具有相同的理论基础和治疗原则。因此，通过贴敷疗法来治疗疾病，同样需要遵循辨证施治的原则，根据患者的具体病情选择合适的药物和穴位进行敷贴。

最后，贴敷疗法还具有操作简便、不良反应小等优点。与内服药物相比，贴敷疗法避免了口服药物对胃肠道的直接刺激和肝脏的代谢负担，同时减轻了患者的用药痛苦。此外，贴敷疗法还具有作用迅速、疗效可靠等优点，因此在临床实践中得到了广泛应用。

综上所述，贴敷疗法的原理和作用主要是通过皮肤吸收、中药归经和外治之理来实现的。这种治疗方法具有操作简便、不良反应小、作用迅速、疗效可靠等优点，因此在临床实践中得到了广泛应用。

贴敷疗法的异常反应和处理

贴敷疗法虽然是一种相对安全、有效的治疗方法，但在使用过程中也可能出现一些不良反应。以下是贴敷疗法中可能出现的中毒、疼痛、水疱、过敏及感染等情况的异常反应和处理方法：

中毒：贴敷疗法中的某些药物可能含有有毒成分，如果使用不当或过量使用，可能导致中毒。中毒症状可能包括恶心、呕吐、头晕、心悸等。处理方法包括立即停止使用药物，寻求医生帮助。

疼痛：贴敷药物可能会刺激皮肤，导致局部疼痛。如果疼痛较轻，可以继续使用药物；如果疼痛较重，应咨询医生，可能需要调整药物或减少使用时间。

水疱：由于贴敷药物的刺激，皮肤可能会出现水疱。小的水疱可以自行消退，大的水疱需要由医生处理，避免感染。

过敏：有些人可能对贴敷药物中的某些成分过敏，导致皮肤出现皮疹、瘙痒等症状。如果过敏症状较轻，可以继续使用药物；如果过敏症状较重，应立即停止使用药物，并咨询医生。

感染：在贴敷过程中，如果皮肤破损或药物使用不当，可能导致皮肤感染。感染症状可能包括局部红肿、疼痛、脓疱等。处理方法包括立即停止使用药物，清洁感染部位，并咨询医生进行抗感染治疗。

总之，在使用贴敷疗法时，应严格按照医生的建议进行操作，注意观察身体的反应，如有异常反应应及时处理。

贴敷疗法常见的取穴方法

贴敷疗法是一种以皮肤吸收药物进行治疗的非药物疗法，其取穴方法多样，以下为几种常见的取穴方法：

局部取穴：针对病变局部或与病变有关的穴位进行贴敷。这种方法主要用于治疗局部病症，如关节炎、头痛、腰痛等。通过在疼痛部位或相关穴位贴敷药物，能够直接作用于病变部位，提高疗效。

远端取穴：选取远离病变部位的穴位进行贴敷。这种方法主要用于治疗与远端脏腑器官相关的病症，如胃痛、腹泻等。通过在足三里、合谷等远端穴位贴敷药物，能够调节脏腑功能，达到治疗目的。

辨证取穴：根据患者的症状、体征和舌脉表现进行辨证，选取相应的穴位进行贴敷。这种方法主要用于治疗全身性疾病或疑难杂症，如失眠、哮喘等。通过在心俞、肺俞等与病症相关的穴位贴敷药物，能够整体调节身体状态，达到治疗目的。

经验取穴：根据前人经验或临床实践，选取特定穴位进行贴敷。这种方法主要用于治疗常见病症或经验方药证实的病症，如感冒、痛经等。通过在经验穴位贴敷药物，能够达到快速缓解症状的目的。

总之，贴敷疗法的取穴方法多种多样，在实际应用中需根据病症特点、患者体质和医生经验等因素进行综合选择。

贴敷疗法的常用经络穴位

贴敷疗法是一种利用药物贴敷于皮肤表面，通过皮肤吸收药物成分达到治疗目的的非药物疗法。下面介绍几种常用的经络穴位。

头面部穴位：头面部是人体的重要部位，分布着许多穴位。常用的头面部穴位包括太阳、印堂、鱼腰、四白、下关、承浆等，这些穴位主要与神经系统、消化系统、循环系统等有关。通过刺激这些穴位，可以缓解头痛、头晕、失眠、面瘫等症状。

颈肩部穴位：颈肩部是人体活动的重要部位，也是许多疾病的易发部位。常用的颈肩部穴位包括风池、天柱、大椎、肩井、肩髃等，这些穴位主要与神经系统、运动系统等有关。通过刺激这些穴位，可以缓解颈椎病、肩周炎、落枕引起的、肌肉酸痛等症状。

上肢部穴位：上肢部包括手臂和手部，分布着许多穴位。常用的上肢部穴位包括曲池、尺泽、曲泽、手三里、合谷等，这些穴位主要与运动系统、神经系统等有关。通过刺激这些穴位，可以缓解手臂麻木、酸痛、无力等症状。

胸腹部穴位：胸腹部是人体的重要部位，分布着许多穴位。常用的胸腹部穴位包括膻中、中脘、气海、关元等，这些穴位主要与呼吸系统、消化系统等有关。通过刺激这些穴位，可以缓解咳嗽、胸闷、脘腹胀满等症状。

下肢部穴位：下肢部包括大腿和小腿，分布着许多穴位。常用的下肢部穴位包括血海、梁丘、足三里、阳陵泉等，这些穴位主要与运动系统、神经系统等有关。通过刺激这些穴位，可以缓解腿部麻木、酸痛、无力等症状。

总之，经络穴位是贴敷疗法中的重要组成部分，通过选取不同的经络穴位进行贴敷治疗，能够达到调节身体功能、改善病症的目的。在实际应用中，需根据病症特点、患者体质和医生经验等因素综合选择。

贴敷疗法的常用剂型

在贴敷疗法中，药物的剂型选择非常重要，因为不同的剂型可能影响药物的吸收和治疗效果。下面介绍几种常用的剂型：

药膏剂：药膏剂是最常用的剂型之一，由药物和油脂类基质混合制成。药膏剂具有黏附作用，可以长时间保持药物黏附在皮肤上，有利于药物的吸收。药膏剂还可以根据需要添加透皮促进剂、保湿剂等辅料，以增强疗效和舒适度。

贴片剂：贴片剂是一种方便使用的剂型，由药物和薄膜材料组成。贴片剂可以保持药物贴敷在皮肤上，并具有黏附作用，可以长时间使用。贴片剂的优点是使用方便、易于携带，但有时可能会导致皮肤过敏。

散剂：散剂是将药物研磨成粉末状，然后与基质混合制成的。散剂可以用于局部涂抹或撒在创面上，具有使用方便、易于吸收等优点。但是，散剂的缺点是容易被污染，需要保持清洁。

酊剂：酊剂是将药物浸泡在酒精或其他有机溶剂中制成的。酊剂具有挥发性和刺激性，可以促进药物的吸收和渗透。但是，酊剂的缺点是有时会对皮肤产生刺激和过敏反应。

糊剂：糊剂是将药物与适量的赋形剂混合制成的。糊剂可以在皮肤上形成一层薄膜，保持药物在皮肤上的时间较长，有利于药物的吸收。但是，糊剂的缺点是使用后可能会感到皮肤油腻。

在选择贴敷疗法的剂型时，需要根据病症特点、患者体质和医生经验等因素进行综合考虑。不同的剂型具有不同的优缺点，需要根据具体情况进行选择。

常用的贴敷中药

在贴敷疗法中，常用的中药有很多种，下面介绍几种常用的贴敷中药。

姜汁：姜汁具有温中散寒、解毒止痛的功效，常用于贴敷疗法的引经药，可以促进药物吸收和局部血液循环。姜汁可以通过榨汁机或人工切碎、压榨等方式提取。

蒜泥：蒜泥具有清热解毒、杀菌抗炎的功效，常用于贴敷疗法的引经药和抗菌药，可以缓解疼痛和促进伤口愈合。蒜泥可以直接用大蒜瓣捣碎成泥状，也可以用提取的大蒜素溶液制备。

黄连：黄连具有清热燥湿、泻火解毒的功效，常用于贴敷疗法的清热药和抗菌药，可以治疗痈疽疔疮、湿疹皮炎等病症。黄连可以提取黄连素制成药膏或与其他药物混合使用。

丹参：丹参具有活血化瘀、消肿止痛的功效，常用于贴敷疗法的活血药和止痛药，可以治疗跌打损伤、瘀血肿痛等病症。丹参可以提取丹参酮制成药膏，或与其他药物混合使用。

白芥子：白芥子具有温肺化痰、利气散结的功效，常用于贴敷疗法的温肺药和化痰药，可以治疗寒痰咳嗽、痈疽疔疮等病症。白芥子可以炒制后研成细粉，也可以与其他药物混合使用。

甘草：甘草具有补脾益气、清热解毒的功效，常用于贴敷疗法的补益药和清热解毒药，可以治疗脾胃虚弱、疮疡肿毒等病症。甘草可以提取甘草酸制成药膏，或与其他药物混合使用。

黄芪：黄芪具有补气固表、利水退肿的功效，常用于贴敷疗法的补益药和利水药，可以治疗气虚乏力、肢体水肿等病症。黄芪可以提取黄芪多糖制成药膏，或与其他药物混合使用。

贴敷疗法的适应证和禁忌证

贴敷疗法可以用于治疗各种病症，但并不是适用于所有人和所有情况。下面介绍贴敷疗法的适应证和禁忌证。

适应证：

消化系统疾病：如胃痛、腹痛、腹泻、便秘等，可以通过贴敷疗法来缓解症状。

呼吸系统疾病：如感冒、咳嗽、哮喘等，可以通过贴敷疗法来缓解症状。

神经系统疾病：如头痛、失眠、神经痛等，可以通过贴敷疗法来缓解症状。

肌肉骨骼疾病：如关节炎、腰痛、颈椎病等，可以通过贴敷疗法来缓解症状。

皮肤疾病：如湿疹、皮炎、荨麻疹等，可以通过贴敷疗法来缓解症状。

禁忌证：

严重过敏体质：对某些药物或材料过敏的人不应使用贴敷疗法。

皮肤破损或感染：皮肤出现破损、溃疡或感染时，不应使用贴敷疗法，以免加重感染。

皮炎或湿疹：皮炎或湿疹等皮肤病患者，应避免使用刺激性强的药物，以免加重病情。

　　孕妇和哺乳期妇女：孕妇和哺乳期妇女应谨慎使用贴敷疗法，以免对胎儿或婴儿造成不良影响。

　　小儿和老人：小儿和老人的皮肤较脆弱，应谨慎使用贴敷疗法。

　　总之，贴敷疗法是一种有效的治疗方法，但并不是适用于所有人和所有情况。在使用贴敷疗法时，应根据病症特点、患者体质和医生经验等因素综合考虑，并遵循医生的建议进行治疗。

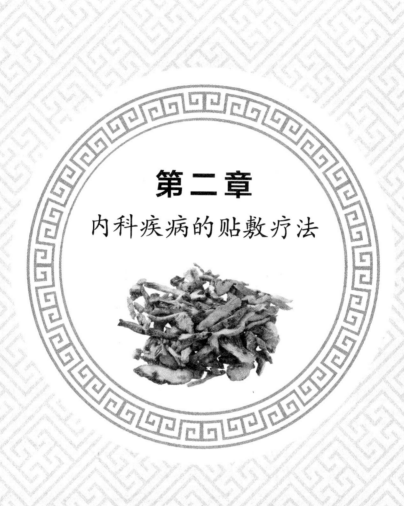

第二章

内科疾病的贴敷疗法

感冒

【疾病概述】

感冒，又称伤风，是一种由病毒或细菌引起的急性上呼吸道炎症，它在一年四季中都有可能发生，但更常见于春冬季或气候骤变的时候。

【症状表现】

感冒的初期通常表现为鼻塞、流涕、打喷嚏、声音沉重、恶风等，随后可能会出现发热、咳嗽、咽部痒痛、头痛、全身酸痛等不适症状。

【辨证分型】

1.风寒感冒：恶寒发热，无汗，流清鼻涕，鼻塞，咳嗽，痰量不多，可能伴有轻微咽部不适感、头痛、关节酸痛等症状。舌苔薄白，脉浮紧。

2.风热感冒：发热恶风，头痛，咳嗽，痰色黄，可能伴有轻微咽部肿痛，口渴喜饮。舌苔薄白或微黄，脉浮数。

3.阴虚感冒：发热恶风，干咳少痰，口干咽燥，五心烦热。舌质红绛或粉红色，苔薄白或稍有发黄，脉细数。

4.阳虚感冒：恶寒较重，发热较轻，自汗，面色淡白。舌质淡胖或稍有发青，舌苔薄白，脉沉细。

5.气虚感冒：恶寒较重，无汗或自身发汗，头部和身体痛感明显，鼻塞，咳嗽，有痰。舌苔薄白，脉浮无力，咳痰乏力。

6.血虚感冒：身热恶风，头痛，无汗或少汗，心悸头晕，可伴有耳鸣等症状。面色苍白或萎黄无华，口唇苍白。舌质淡红或稍有发白，脉细无力。

【经典方剂】

贴敷疗法 ①

贴敷部位：神阙。

药物组成：雄黄 10 克，朱砂 10 克，玄明粉 30 克，生葱白、生姜片、青皮鸭蛋清适量。

制备方法：将雄黄和朱砂研磨成细粉，再将玄明粉加入混合搅拌均匀，得到药末；生姜和生葱白捣烂，榨出汁液；将药末倒入汁液中，充分搅拌均匀，直到药末成为糊状；青皮鸭蛋清单独搅拌均匀备用。

操作规程：取适量药糊敷在穴位上，用纱布覆盖，再用胶布固定。

操作间隔：每日更换 1 次药糊，直到症状痊愈。

主治：感冒高热不退者。

贴敷疗法 ②

贴敷部位：风池、大椎、神阙。

药物组成：连翘 15 克，薄荷 9 克，淡豆豉 30 克，葱白适量。

制备方法：将连翘、薄荷、淡豆豉研成细末，加入适量葱白，捣烂混匀成糊状。

操作规程：取 20 克药糊均匀涂于风池和大椎上，用胶布固定；取 15 克药末填于神阙，将清水滴于药末之上，周围以纱布或面糊围住，以防止水从脐中溢出，用胶布固定。

操作间隔：每次贴敷 1 ~ 2 小时，每日 1 次，2 ~ 3 次为 1 个疗程。

主治：风热感冒。

贴敷疗法 ③

贴敷部位：膻中。

药物组成：党参 10 克，黄芪 10 克，生地 10 克，当归 10 克，川芎

10 克，柴胡 10 克，陈皮 10 克，羌活 10 克，白术 10 克，防风 10 克，细辛 8 克，甘草 8 克，葱白适量。

制备方法：将上述除葱白外的药物研成细末，加入葱白捣烂混匀成糊状。

操作规程：将药糊涂抹在穴位上，用胶布固定。

操作间隔：每日或隔日更换药膏 1 次，每 3 ~ 5 次为 1 个疗程。

主治：气虚感冒以及血虚感冒。

贴敷疗法 ④

贴敷部位：涌泉。

药物组成：白芥子 10 克，鸡蛋清适量。

制备方法：将白芥子研磨成细粉，再用鸡蛋清搅拌成膏状，备用。

操作规程：取药膏适量，敷在双足涌泉上，覆盖纱布，用胶布固定。

操作间隔：每日敷药 2 ~ 3 次。如感到局部有烧灼刺痛，可取下药膏。

主治：风寒感冒、痰多色白、咳嗽较甚者。

贴敷疗法 ⑤

贴敷部位：神阙。

药物组成：紫苏叶 15 克，贯众 15 克，薄荷 15 克，葱白 15 克。

制备方法：将上述提到的前三味药物研磨成细粉，再加入葱白一起捣烂成糊状。

操作规程：取药膏适量，填入肚脐眼中，用胶布固定。

操作间隔：每日进行 1 次，2 ~ 3 次为 1 个疗程。

主治：流行性感冒。

贴敷疗法 ⑥

贴敷部位：神阙。

药物组成：柴胡 10 克，当归 6 克，川芎 6 克，白芍 9 克，桂枝 5 克。

制备方法：将上述药物研磨成细粉。

操作规程：取适量药粉填入肚脐中，用胶布固定。

操作间隔：每日更换 1 次药物，3 次为 1 个疗程。

主治：妇女月经期感冒。

咳嗽

【疾病概述】

咳嗽是呼吸系统疾病的主要症状之一，是一种保护性呼吸反射动作，可以清除呼吸道内的分泌物或异物。通过咳嗽产生的呼气性冲击动作，可以将这些异物或分泌物排出体外。然而，长期剧烈的咳嗽可能会导致呼吸道出血。

【症状表现】

根据不同的病因和病程，咳嗽可以分为外感咳嗽和内伤咳嗽。外感咳嗽通常起病突然，伴有恶寒、发热等表证，而内伤咳嗽则病程较长，起病缓慢，常常因外感反复发作而引起，并常常伴有咳嗽和喘息等症状。

【辨证分型】

1. 风寒引起的咳嗽：会产生咽部瘙痒的感觉，咳嗽声音显得重浊，气急，痰液稀薄且呈白色，鼻塞并伴有清鼻涕流出，头痛，肢体有酸楚感，并伴有恶寒发热，但并无汗液排出。

2. 风热引起的咳嗽：会产生咳嗽频繁且气息粗的现象，或者咳嗽声音嘶哑，痰液黏稠或呈稠黄色，喉咙干燥且伴有疼痛，经常觉得口渴，鼻子流出黄色鼻涕，头痛，肢体酸痛，恶风发热。

3. 风燥引起的咳嗽：会出现干咳，咳嗽时连声作呛，咽喉干燥且伴有疼痛，嘴唇和鼻子干燥，没有痰液或痰液很少且难以咳出呈现丝状，痰液中带血丝，鼻塞，头痛，略微觉得寒冷，全身觉得不舒服。

4. 痰湿引起的咳嗽：咳嗽反复发作，咳声显得重浊，痰液黏腻，或者痰液呈现稠厚成块状，痰液较多且容易咳出，早晨或食用油腻食物后咳嗽会加重，胸闷并伴有腹部胀满的感觉，咳嗽时胸部会感到疼痛。

5. 痰热引起的咳嗽：咳嗽时气息粗促，或在喉咙处可听到痰声，痰液较多，且质地黏稠呈现黄色，或带有腥味，难以咳出，或导致咯血和痰液混合，胸部和腰部感到胀痛，咳嗽时疼痛会更加强烈。

6. 肝火引起的咳嗽：口部会觉得苦涩且咽部干燥，痰液较少且质地黏稠，或呈现絮状，难以咳出，胸部和腰部觉得胀痛，咳嗽时疼痛会增加，并且这些症状会随着情绪波动而加剧。

7. 阴虚引起的咳嗽：干咳，咳声短促，痰液少且呈现黏白色，或者痰液中带血，口干，咽部干燥，或者声音逐渐嘶哑，手足心热，午后潮热，颧骨处潮红，体形瘦弱憔悴。

【经典方剂】

贴敷疗法 ①

贴敷部位：神阙。

药物组成：罂粟壳 30 克，五味子 30 克，蜂蜜适量。

制备方法：将罂粟壳、五味子研为细末，与蜂蜜调和成膏状。

操作规程：取适量涂于脐部，外以纱布覆盖。

操作间隔：每日 1 次，10 次为 1 个疗程。

主治：肺虚久咳。

贴敷疗法 ②

贴敷部位：神阙。

药物组成：吴茱萸 15 克，肉桂 30 克，丁香 15 克，冰片 1 克。

制备方法：将上述药物研为细末，装入容器内密封备用。

操作规程：在北方的白露节气或南方的寒露节气之后，取得药末并填塞到肚脐眼中，然后使用胶布进行固定。

操作间隔：每3日换药1次，10次为1个疗程。

主治：肺虚寒所致的痰湿咳嗽。

贴敷疗法 ③

贴敷部位：肺俞、大杼、后溪。

药物组成：全瓜蒌1枚，贝母50克，青黛15克，蜂蜜120克。

制备方法：首先将贝母和青黛混合并研磨成细粉；其次，将全瓜蒌捣成糊状（如果是干的全瓜蒌则将其研磨成细粉）；再次取一锅，将蜂蜜加入并加热，同时去除浮沫；最后，将以上三味药（即贝母和青黛的细粉以及全瓜蒌的糊状物或细粉）加入锅内，搅拌至膏状。

操作规程：将药膏贴在肺俞、大杼、后溪等穴上，外以纱布覆盖，胶布固定。

操作间隔：1～2日换药1次。一般用药7～10日即显效。

主治：久咳、热咳、干咳、虚劳咳嗽。

贴敷疗法 ④

贴敷部位：膻中、大椎、肺俞、涌泉。

药物组成：白芥子20克。

制备方法：将白芥子炒黄，然后研磨成细粉。

操作规程：将药物细粉用温水调和成糊状，取适量涂于相应的穴位上，用胶布固定，当局部产生烧灼感或刺痛时，将其去除。

操作间隔：每日1次，7次为1个疗程。

主治：风寒咳嗽。

贴敷疗法 ⑤

贴敷部位：神阙。

药物组成：鱼腥草15克，青黛10克，蛤壳10克，冰片0.3克，葱白适量。

制备方法：将鱼腥草、青黛和蛤壳研磨成细粉，冰片和葱白加入上述药末中，共同捣烂成糊状物。

操作规程：将上述药糊填于肚脐眼中，然后用胶布进行固定。

操作间隔：每日 1 次，5 次为 1 个疗程。

主治：风热咳嗽。

哮喘

【疾病概述】

哮喘，是一种发作性的痰鸣气喘常见疾病，一般在傍晚、夜间或清晨最容易发作。本病多因身体虚弱、痰浊内盛和感受风寒、风热之邪而导致痰阻气道，呼吸吐纳失常而诱发。

【症状表现】

发作时，喉中哮鸣有声、呼吸困难、胸闷咳嗽甚至无法平卧。根据个体情况不同，有时发作可持续数分钟、数小时，甚至更长。

【辨证分型】

1. 寒哮：呼吸急促，喉间有哮鸣声，感觉胸膈满闷，咳嗽较轻，痰量少且颜色白而稀薄并有泡沫，或呈黏沫状，面色多晦暗带青色，常常形寒怕冷，口不渴或喜欢热饮。

2. 热哮：喘息声音粗重，气息急促，喉间痰鸣响如吼叫声，胸部和胁部有胀满感，咳嗽阵发性发作，咳痰黏稠且颜色呈黏稠的黄色或白色，常感心烦不安，汗液流出，面色红润，口苦，口渴喜饮，并不恶寒。

3.肺虚哮喘：常有自汗、畏风、易感冒的症状，在天气变化时尤其明显。咳痰会呈现色白而清稀的状态，面色也会苍白。舌苔通常薄白，舌质淡，脉搏通常细弱或虚大。

4.脾虚哮喘：食欲减退，有腹胀和脘腹痞满感。大便可能溏稀，或因进食油腻食物而易于腹泻。常常会感到倦怠乏力，气息短浅。舌苔薄白或白滑，舌质淡，脉搏细弱。

5.肾虚哮喘：在平静时呼吸短促，进行活动后更甚。吸气时感到不畅，心中易有慌乱感。偶尔头部转动时会感到耳鸣，腰部和腿部可能感到酸软无力。畏寒肢冷，自汗，面色苍白。舌苔淡白，舌质胖嫩，脉搏沉细。

【经典方剂】

贴敷疗法 1

贴敷部位：大椎、心俞、肺俞、膈俞。

药物组成：细辛 5 克，生半夏 5 克，甘遂 5 克，延胡索 5 克，肉桂 5 克，白芥子 10 克，生姜适量。

制备方法：将上述提到的药物研磨成粉末，同时将新鲜的生姜榨取汁液，最后用姜汁将药末调制成糊状。

操作规程：取适量涂于穴位处，用胶布固定。

操作间隔：每次贴 1 ~ 2 小时。每年在初伏、中伏和末伏期间各进行一次贴敷，可以连续贴敷 3 年。

主治：寒哮。

贴敷疗法 2

贴敷部位：华盖、膻中、膈俞、肺俞。

药物组成：桑白皮、杏仁、黄芩各 10 克，石膏 30 克。

制备方法：将上述药物共同研磨成精细的粉末，过筛后，用凉开水调和，制成 8 个直径约为 2.5 厘米的药饼。

操作规程：将制备好的药饼分别贴敷在华盖、膻中、膈俞、肺俞等穴位上，然后进行包扎固定。

操作间隔：每次贴 4 ~ 5 小时，每日 1 次，连贴 10 日为 1 个疗程。

主治：热哮。

贴敷疗法 ③

贴敷部位：涌泉、阿是穴。

药物组成：桃仁 60 克，杏仁、栀子各 20 克，胡椒 3 克，糯米 2 克。

制备方法：将上述药物共同研磨成精细的粉末，然后用鸡蛋清调制成糊状。

操作规程：将调制的药糊均匀地分成 4 份，分别贴敷在双足的涌泉以及与涌泉相对的足背阿是穴处。用油纸覆盖药糊，再用胶布固定。

操作间隔：敷灸 12 小时后去药洗净，而后隔 12 小时再贴敷第 2 次，贴敷 3 次为 1 个疗程。

主治：哮喘发作期或缓解期的治疗。

贴敷疗法 ④

贴敷部位：肺俞。

药物组成：黄芪（酒炒）300 克，鹿茸 100 克，防风 150 克，生黄芪 150 克，白术 150 克，党参 150 克，明附片 100 克，母丁香 30 克，炮姜 30 克，全瓜蒌 20 克，紫苏叶 20 克，黄丹 270 克，茶油 2 升。

制备方法：将肉桂和丁香研成细末，将其他药物用清水浸泡后按照制作膏药的方法，用茶油熬煮黄丹收膏，最后加入肉桂和丁香末，混合均匀即可。将膏药摊在布上，每张药膏的质量约为 25 克。

操作规程：使用时，取膏药烘热后贴敷于穴位处。

操作间隔：隔日换药 1 次，10 次为 1 个疗程。

主治：肺气虚证、肺脾气虚证、肺肾气虚证、肺肾阳虚证等哮喘。

贴敷疗法 ⑤

贴敷部位：大杼、肺俞、天突、心俞、风门、厥阴俞、督俞、膻中。

药物组成：白芥子 30 克，麻黄、细辛、干姜、延胡索各 10 克，鲜生姜汁适量。

制备方法：上述药物被研磨成细腻的粉末后，使用鲜生姜汁调制成糊状物，并摊在纸张上。

操作规程：第一次将贴敷药物外贴在大杼、肺俞、天突、心俞等穴上；第二次将贴敷药物外贴在风门、厥阴俞、督俞、膻中等处。

操作间隔：两组穴位交替贴用，每次贴 6 ～ 12 小时。

主治：支气管哮喘。

贴敷疗法 6

贴敷部位：涌泉。

药物组成：杏仁、木鳖子、花椒、大黄各 10 克，香油适量。

制备方法：将上述药物共研细末，装瓶备用。

操作规程：每晚睡前取出 12 克药物，用香油调敷在双足涌泉上，然后用纱布包扎固定。第二天早上去掉。

操作间隔：连用 3 ～ 7 日为 1 个疗程。用药 1 ～ 3 个疗程即取满意疗效。

主治：咳嗽、痰多之支气管哮喘。

胃痛

【疾病概述】

胃痛，也称"胃脘痛"，是胃脘部经常疼痛的病症，包括急性胃炎、慢性胃炎、胃溃疡、十二指肠溃疡、神经症等。

【症状表现】

胃痛以上腹胃脘部疼痛为主要症状，常常伴随着胃脘部感到闷胀或饱胀、恶心、呕吐、食欲不振、胃酸倒流、胃部嘈杂等症状。

【辨证分型】

1.寒凝气滞：突发胃脘疼痛，痛势剧烈，遇到温暖可以缓解，遇到寒冷则加剧。患者感到恶寒，喜欢温暖的环境，口不渴，喜欢热饮。舌苔薄白，脉象弦紧。

2.胃热壅盛：胃脘部有灼热感并觉隐痛，口渴且喜欢冷饮，咽部干燥，可能伴随口臭、牙周肿痛、大便干结、小便短黄等症状。舌质红，舌苔黄厚，脉象洪大。

3.饮食积滞：胃脘部胀满，疼痛拒按，呃逆并伴有酸味，嘈杂不安，呕吐或放屁后疼痛有所减轻，大便不爽。舌苔厚腻，脉象滑。

4.肝气郁滞：胃脘部胀满，疼痛连及两胁，频繁呃逆，反酸，易叹息，大便不畅。情绪因素可能诱发该症状，同时伴有心烦易怒。舌苔薄白，脉象弦。

5.气滞血瘀：病程较长，胃脘部刺痛拒按，痛处固定。进食后疼痛加剧，部分患者可能伴有呕血或黑便。舌质紫黯或有瘀斑，脉象细涩。

6.脾胃虚寒：胃脘部疼痛隐隐，痛处喜按。空腹时疼痛严重，进食后疼痛有所减轻。可能伴有泛吐清水，喜欢温暖的环境，大便溏薄，神疲乏力，或手足不温。舌质淡，舌苔薄白，脉象虚弱或迟缓。

【经典方剂】

贴敷疗法 ①

贴敷部位：足三里、天枢、阴陵泉、中脘、上脘、胃俞、脾俞、大肠俞。

药物组成：白芥子、细辛各 15 克，甘遂、延胡索各 4 克，生姜汁、麝香各适量。

制备方法：将除生姜汁、麝香外的药物研磨成细粉，与生姜汁混合搅拌，制成花生仁大小的药丸。在药丸中心放置少量麝香，然后用4厘米×4厘米的胶布固定。

操作规程：将胶布敷贴于各穴位。

操作间隔：一般每次选贴6个穴位，交替使用。每日1次，直到病愈。

主治：胃脘痛。

贴敷疗法 2

贴敷部位：神阙。

药物组成：胡椒粉3克，公丁香3克，大枣（去核）10枚，生姜汁适量。

制备方法：将胡椒粉、公丁香和大枣同时研为细末，然后用生姜汁调和成膏。

操作规程：将一块如蚕豆大小的药泥均匀地涂抹在纱布中央，然后将其敷在肚脐上。使用胶布将药泥固定，最后将自热式柔性TDP（特定电磁波谱）灸疗贴贴在药泥上。

操作间隔：每日1次，10次为1个疗程。一般敷药1～2个疗程。

主治：虚寒性胃痛。

贴敷疗法 3

贴敷部位：胃脘部痛点。

药物组成：栀子20克，生姜5克，白酒适量。

制备方法：将栀子、生姜捣碎并研磨至糊状，加入适量白酒进行调和。

操作规程：用时取适量敷于胃脘部痛点。

操作间隔：每日1次，3～5次为1个疗程。

主治：胃热型胃脘痛。

贴敷疗法 ④

贴敷部位：神阙。

药物组成：黄芩、黄连、栀子各9克，白芍、甘草各15克。

制备方法：将方中的前5味药共研细末，装瓶备用。

操作规程：在需要使用时，取出适量的药末，与凉水调和至膏状，敷于脐内。在药膏外再使用穴位贴进行固定。

操作间隔：每2日换药1次，直到病愈。

主治：热性胃痛。

贴敷疗法 ⑤

贴敷部位：神阙，肝俞。

药物组成：吴茱萸10克，丁香1.5克，黄连2克，黄酒适量。

制备方法：将上述药物混合并研磨成细末，每次取10克药末，加入黄酒炒热。

操作规程：将药物分别敷贴在肚脐（神阙）和肝俞上，然后用胶布进行固定。

操作间隔：每日换药一次。

主治：胃痛吐酸。

贴敷疗法 ⑥

贴敷部位：神阙。

药物组成：吴茱萸叶、橘子叶、香薷叶各60克，大葱120克。

制备方法：将上述药物混合并捣碎，直至成为泥状。

操作规程：将药物烘热后，用纱布包裹起来，敷在神阙上，并在外面贴上自热式柔性TDP灸疗贴。

操作间隔：1次30～60分钟，1日数次，直到病愈。

主治：寒湿胃痛。

贴敷疗法 ⑦

贴敷部位：胃脘部痛点。

药物组成：大黄、栀子、郁金、香附、延胡索各 30 克，姜汁适量。

制备方法：将除姜汁外的药物全部研磨成细末，并用姜汁进行调和，制成糊状。

操作规程：用时，取适量敷于胃脘部痛点。

操作间隔：每日 1 ~ 2 次，直到病愈。

主治：脾胃气滞痛。

慢性胃炎

【疾病概述】

慢性胃炎是指由不同病因导致的胃黏膜慢性炎症，其中最常见的是慢性浅表性胃炎和慢性萎缩性胃炎。

【症状表现】

以食欲减退、上腹部不适、嗳气、反酸、恶心呕吐为主要临床表现，病程长且易反复。患者常感到胃部疼痛和饱胀，尤其饭后加重，空腹时较舒适。每次进食不多，但过饱不适，伴有嗳气、胃灼痛、恶心呕吐、消化不良等症状。部分患者伴有神经系统症状，如精神紧张、心情烦躁、失眠、心悸、健忘等。

【辨证分型】

1.肝胃不和型：胃脘胀痛或痛窜两胁，伴有嗳气频繁和嘈杂泛酸，部分患者出现急性活动性炎症或胆汁反流，舌质淡红，苔薄白或白厚，脉弦。

2.脾胃虚弱（包括虚寒）型：胃部隐痛，喜按喜暖，食后胀闷痞满，食欲减退，大便溏稀，四肢无力。胃黏膜红白相间，以白为主，胃液分泌偏少，舌质淡红，舌苔薄白或白，舌边有齿痕，脉象沉细。

3.脾胃湿热型：胃脘灼热胀痛，口苦口臭，尿黄，胃脘痞闷，渴不欲饮。胃黏膜急性、活动性炎症，充血、糜烂明显。舌质红，边尖深红，苔黄厚或腻，脉滑或脉紧。

4.胃阴不足型：胃脘有灼热疼痛感，同时伴有口干舌燥和大便干燥的现象。此外，还可能表现出胃黏膜片状红白相间，黏膜变薄，胃黏膜干燥，黏液少，胃酸偏低等症状。患者的舌质可能红润但津液不足，因此舌面或有裂纹出现，脉象可能细弱或弦细。

5.胃络瘀血型：胃脘疼痛，有固定位置，不喜按压，胃痛持续，日久不愈，伴有大便潜血阳性或黑血便。次要症状包括胃黏膜充血、肿胀，伴有瘀斑或出血点。舌质暗红或紫黯，或有瘀斑，脉象弦涩。

【经典方剂】

贴敷疗法 ①

贴敷部位：胃脘部痛点。

药物组成：生姜、面粉各30克，鸡蛋3个。

制备方法：将生姜捣碎，与面粉和鸡蛋清混合均匀，制成药饼。

操作规程：将药饼贴在疼痛部位，再用胶布固定。

操作间隔：每日1换，7日为1个疗程。

主治：脾胃虚寒型慢性胃炎。

贴敷疗法 ②

贴敷部位：胃脘部痛点。

药物组成：射干、延胡索各10克，丁香3克，鲜生姜适量。

制备方法：先将射干、延胡索和丁香混合均匀，磨成细粉。再将鲜生姜捣烂，提取姜汁，将药粉与姜汁混合调成糊状。

操作规程：将药膏敷于胃脘部痛点，外以纱布覆盖，胶布固定。

操作间隔：每日 1 换，7 日为 1 个疗程。

主治：肝胃不和型慢性胃炎。

贴敷疗法 ③

贴敷部位：胃脘部痛点。

药物组成：青黛、密陀僧各 30 克，雄黄 15 克，鸡蛋 2 个。

制备方法：先将青黛、雄黄和密陀僧混合均匀，磨成细粉。再加入鸡蛋清进行调制，制成药饼。

操作规程：将药饼敷于痛处，外用胶布固定。

操作间隔：每日 1 换，7 日为 1 个疗程。

主治：胃阴不足型慢性胃炎。

贴敷疗法 ④

贴敷部位：胃脘部痛点。

药物组成：大黄、玄明粉、香附、郁金、滑石各 30 克，白芍、黄芩、甘草各 15 克，生姜适量。

制备方法：将大黄、玄明粉、香附、郁金、滑石、白芍、黄芩和甘草混合均匀，磨成细粉后装瓶备用。

操作规程：使用时，取 30 克药粉，将鲜生姜捣烂取汁，与药粉混合均匀，调成糊状。将药膏敷于疼痛部位，外以纱布覆盖，胶布固定。

操作间隔：每日 1 换，7 日为 1 个疗程。

主治：胃阴不足型慢性胃炎。

贴敷疗法 ⑤

贴敷部位：上脘、中脘、足三里。

药物组成：乳香、没药各 15 克，当归 30 克，延胡索 20 克，鲜生姜适量。

制备方法：先将乳香、没药、当归和延胡索混合均匀，磨成细粉。再将鲜生姜捣烂，提取姜汁，将药粉与姜汁混合调成药饼。

操作规程：将药饼敷在上脘、中脘及足三里穴位上，然后用胶布进行固定。

操作间隔：每日 1 换，7 日为 1 个疗程。

主治：胃络瘀血型慢性胃炎。

贴敷疗法 6

贴敷部位：中脘、阿是穴。

药物组成：丁香、肉桂各 20 克。

制备方法：将丁香、肉桂研磨为细末，然后用开水调和成膏状。

操作规程：将药膏敷于中脘、阿是穴。

操作间隔：每日 1 ～ 2 次，直到病愈。

主治：慢性胃炎、胃溃疡。

糖尿病

【疾病概述】

糖尿病是一种由胰岛素绝对或相对分泌不足以及利用障碍引发的，以高血糖为标志的慢性疾病，属于中医的消渴病范畴。中医将消渴分为上、中、下三消。

【症状表现】

糖尿病以多饮、多尿、多食、消瘦或尿中有甜味为临床表现，此外，部分患者还会出现视力模糊、皮肤瘙痒、易发感染等症状。

【辨证分型】

1. 上消肺热津伤：口渴、饮水多，口干舌燥，尿频且量多，烦热多汗，舌边红，苔薄黄，脉象洪数。

2. 中消胃热炽盛：多食，易饥饿，口渴，尿多，形体消瘦，大便干燥，舌苔黄，脉象滑实有力。

3. 中消气阴亏虚：口渴引饮，多食与便溏并见，或饮食减少，脉象弱。

4. 下消肾阴亏虚：尿频且量多，尿液浑浊如脂膏，尿甜，腰膝酸软，乏力，头晕耳鸣，口干唇燥，皮肤干燥、瘙痒，舌红苔少，脉象细数。

【经典方剂】

贴敷疗法 ①

贴敷部位：神阙。

药物组成：生石膏 5 克，知母 2 克，生地、黄芪各 0.6 克，怀山药、葛根、苍术各 0.3 克，炙甘草 1 克，玄参 7 克，天花粉 0.2 克，黄连 0.5 克，二甲双胍 2.5 ~ 4 毫克，粳米少许。

制备方法：将除二甲双胍外的药物一起研磨成细末，放置在阴凉处保存备用。

操作规程：取本药粉 3 ~ 5 克，加入二甲双胍 2.5 ~ 4 毫克，混合均匀，敷于脐中，按压紧实，用敷料覆盖，用胶布固定。

操作间隔：每 5 ~ 7 天换药 1 次，6 次为 1 个疗程。

主治：糖尿病。

贴敷疗法 ②

贴敷部位：神阙。

药物组成：生石膏 5 克，知母 2 克，生地、玄参、炙甘草各 1 克，天花粉 0.2 克，黄连 0.3 克，二甲双胍 1 毫克，粳米少许。

制备方法：将上述药材经过提炼制作成膏，放置在阴凉处保存备用。

操作规程：先将肚脐及周围用温湿毛巾擦拭干净，然后取本药 0.2 克，加入二甲双胍 1 毫克，混合均匀后敷于肚脐中，盖上药棉，再用胶布封固。

操作间隔：每 5 ~ 7 天换药 1 次，6 次为 1 个疗程。

主治：糖尿病。

贴敷疗法 ③

贴敷部位：涌泉、神阙、三阴交、肾俞。

药物组成：黄芪 60 克，山药、苍术、薏苡仁、玄参、生地黄、熟地黄、生牡蛎、黄精、肉苁蓉、菟丝子、金樱子、蚕沙、石菖蒲、草薢、丹参、僵蚕、白芥子、五倍子、牡丹皮、地骨皮、淫羊藿、黄连各 30 克，肉桂、小茴香各 10 克，生大黄 20 克，全蝎、莱菔子、水蛭各 15 克，冰片、樟脑各 2 克，蟾酥 0.5 克，麝香 0.1 克，蜂蜜适量。

制备方法：首先，将冰片、樟脑、蟾酥、麝香研磨成精细粉末，再将除蜂蜜外的其他原料混合研碎，通过 100 目筛子过滤，然后将这些药粉混合均匀（将前面研磨的药末加入其中）；其次，使用 1 倍量的蜂蜜与药粉混合搅拌，以制成柔软的材料，并适量添加植物油和乙醇以便调整药膏的软硬程度；最后，将混合好的药膏压制成板状，使用模具将其切成 1 厘米见方的方形药块。

操作规程：使用时，首先以橡皮膏作为基质衬布，将药膏贴在橡皮膏上，然后分别贴敷于涌泉、肚脐、三阴交和肾俞穴位上。每次取 2 或 3 个穴位，交替使用。

操作间隔：一般 2 ~ 3 天更换 1 次，1 个月为 1 个疗程。

主治：老年性糖尿病。

贴敷疗法 ④

贴敷部位：气海。

药物组成：阿魏、海龙、海马、人参、鹿茸、珍珠、郁金、沉香、乳香、没药、冰片、黄芪各 10 克。

制备方法：将以上药材共研细末，装瓶备用。

操作规程：取适量本散（约 15 克），使用温开水或凡士林混合搅拌成糊状或膏状，然后均匀地敷在气海上。在药膏上覆盖一层敷料，用胶布固定，以确保药膏不会移位。

操作间隔：10 天换药 1 次，1 个月为 1 个疗程。

主治：糖尿病。

贴敷疗法 5

贴敷部位：膈俞、足三里、承浆、肺俞、丰隆、中脘、气海、关元。

药物组成：当归、牛膝、冰片各 10 克，芒硝 6 克，赤芍 20 克，蜈蚣 20 条，牛胆汁适量。

制备方法：将除牛胆汁外的药物一起研磨成细末，加入适量的牛胆汁，用水泛为丸，制成大小如白芥子的药丸。

操作规程：每穴取本丸 1 粒，放置穴位上（主穴膈俞、足三里，多饮者加承浆、肺俞，多食者加丰隆、中脘，多尿者加气海、关元），外用胶布固定。

操作间隔：2 ～ 3 天换药 1 次。

主治：糖尿病。

腹泻

【疾病概述】

腹泻本身是一种症状，一般而言，1 天排便 3 次和 1 周排便 3 次都是正常的。如果 1 天超过了 3 次，属于大便次数增多，但如果不仅排便次数多，且粪便中的液体物质超过 30%，甚至达到 60%，就称作腹泻。通常，腹泻不会伴有脓血和里急后重的感觉。腹泻可能是由消化系统出现的功能性或器质性病变引起的。

【症状表现】

腹泻的主要症状是大便次数增多，便质稀薄如水，甚至有完全未经消化的食物残渣，同时伴有腹痛、肠鸣等症状。

【辨证分型】

1. 寒湿腹泻：腹泻表现为大便稀薄如水，肠鸣音明显，伴有腹痛、恶心、呕吐、食欲不振等症状。

2. 湿热腹泻：腹泻时腹痛急迫，大便如水样，且排便时感觉排不尽，肛门周围有灼热感，小便短赤。

3. 食滞腹泻：腹泻因饮食过量或摄入不易消化的食物引起，肠鸣音亢进，排遗物带有腐败酸臭味，伴有嗳气、反酸等症状。

4. 脾虚腹泻：腹泻反复发作，大便时溏时泻，伴有不消化的食物，食欲减退，饭后腹胀不适，进食油腻食物后大便次数增多。

5. 阳虚腹泻：黎明时分出现腹部疼痛，肠鸣音明显，大便如水样，腹部喜温，伴有形寒肢冷、腰膝酸软等症状。

【经典方剂】

贴敷疗法 1

贴敷部位：神阙、涌泉、天枢。

药物组成：枯矾 50 克，面粉 20 克，米醋适量。

制备方法：将枯矾研成细末，加入面粉、米醋调成糊状。

操作规程：将药物敷于神阙、涌泉、天枢，用消毒纱布覆盖，再用胶布固定。

操作间隔：每日换药 3 ~ 5 次。

主治：久泻不愈者。

贴敷疗法 2

贴敷部位：神阙、脾俞、大肠俞。

药物组成：硫黄 30 克，朱砂 15 克，枯矾 30 克，母丁香 10 克，人工麝香 0.5 克，独头蒜 3 个，麻油 250 克，生姜 200 克，黄丹 120 克。

制备方法：将前 6 味药混合捣烂，制成黄豆大小的药丸。另外，将麻油加热至沸腾，放入生姜炸至枯黄后取出姜块，继续熬煮至滴水成珠的黏稠状，然后慢慢加入黄丹收膏，最后摊成膏药。

操作规程：将 1 枚药丸置于膏药中央，贴敷于神阙、脾俞、大肠俞，每穴 1 丸，并在外层使用自热式柔性 TDP 灸疗贴进行固定。

操作间隔：3 天换药 1 次，5 次为 1 个疗程。

主治：寒湿泻和脾虚泻。

贴敷疗法 ③

贴敷部位：神阙。

药物组成：吴茱萸 50 克，食盐 100 克。

制备方法：将上述药物混合捣碎，然后放入锅中炒热。

操作规程：将捣碎的药物用布包起来，趁热敷在肚脐上，并在外层使用自热式柔性 TDP 灸疗贴进行固定。

操作间隔：每日 1 次，3 ~ 5 日为 1 个疗程。

主治：寒性腹泻。

贴敷疗法 ④

贴敷部位：神阙、脾俞。

药物组成：胡椒 12 克，干姜 12 克，豆油 500 克，黄丹 240 克，鲜生姜、葱白各适量。

制备方法：除了黄丹之外，上述药物放在豆油中浸泡一天后，倒入锅中加热并炸至枯黄，然后过滤。接着将油继续熬煮至滴水成珠的黏稠状，离火后边搅拌边慢慢加入黄丹。当出现大量泡沫时，仍然放在火上，继续熬煮至浓稠状，然后取下。最后将膏药倾倒在冷水中，去除火毒。

操作规程：在需要使用时，将膏药摊铺在 3 厘米 × 8 厘米的牛皮纸上，然后分别贴在神阙和脾俞上。

操作间隔：3 日换药 1 次。

主治：腹泻。

贴敷疗法 5

贴敷部位：神阙、大肠俞。

药物组成：黄连 12 克，滑石 30 克，木香 15 克，吴茱萸 10 克。

制备方法：上药共研细末。

操作规程：将膏药贴在神阙和大肠俞，然后用胶布固定。

操作间隔：1 日 1 次，直到痊愈。

主治：热泻。

贴敷疗法 6

贴敷部位：头顶、额角。

药物组成：肉桂 30 克，白酒适量。

制备方法：将肉桂研磨成粉末，加入白酒煎煮至呈膏状。

操作规程：将药物敷在头顶和额角上。阴虚火旺者禁用。

操作间隔：1 日 1 次，直到痊愈。

主治：命门火衰、肢冷脉微、腹痛腹泻、腰膝冷痛等。

呕吐

【疾病概述】

呕吐是临床常见的一种病症，指食物或痰涎由胃部向上逆行至口腔并被排出的情况。

【症状表现】

患者呕吐物中包含未完全消化的食物残渣，或是清水痰涎，甚至黄绿色液体，有时还可能带有少量血丝。呕吐发作的频率和持续时间不等，可能一天发作数次，或持续一段时间后缓解再反复发作。

呕吐时可能会感到恶心，导致食欲减退，摄入的食物量减少。患者可能会出现胸部和腹部胀满的感觉，同时伴有上腹部压痛，有时在触诊时可以感觉到胃内液体振动。这些症状通常由突然受凉、饮食过度、过度劳累或情绪刺激等因素诱发。

【辨证分型】

1. 外邪侵袭：当身体突然受到外部病邪的侵袭时，会出现呕吐症状，同时可能伴随发热、恶寒、头晕、头痛、身痛、胸脘满闷等症状。此时舌苔多白腻，脉濡缓。

2. 饮食停滞：当饮食不当或过量时，会导致食物在胃内停滞，进而引发呕吐。呕吐物可能带有酸臭味道，同时可能伴有腹胀、胸脘满闷、嗳气、厌食等症状。大便可能臭秽或秘结或溏薄。舌苔厚腻，脉滑。

3. 痰饮内停：当体内痰液内停时，会导致呕吐症状，痰涎可能在呕吐中出现。胸脘满闷，不思饮食，可能伴有头晕、心悸等症状。舌苔白腻，脉滑。

4. 肝气犯胃：当肝气郁结或亢进时，会侵犯胃部，导致呕吐泛酸。频繁嗳气，胸胁闷痛，可能伴有头晕、头痛等症状。舌边呈现红色，舌苔薄腻，脉弦。

5. 脾胃虚寒：脾胃虚寒时，饮食稍有不慎就容易引起呕吐。同时可能出现面色苍白、神倦乏力、四肢不温、大便溏薄等症状。舌质淡，舌苔薄白，脉濡弱。

6. 胃阴不足：胃阴不足时，呕吐可能会反复发作。同时可能出现咽干口燥、虽然饥饿但不能进食的症状。舌红少津，脉细数。

【经典方剂】

贴敷疗法 ①

贴敷部位：中脘、神阙。

药物组成：生姜 12 克，半夏 10 克。

制备方法：将半夏研成细末，与生姜一起捣成糊状备用。

操作规程：将适量药物涂抹在穴位处，并用胶布固定。

操作间隔：每日 1 次，5 次为 1 个疗程。

主治：呕吐属寒邪犯胃者。

贴敷疗法 ②

贴敷部位：神阙、中脘、胃俞。

药物组成：大黄、丁香、甘草各 30 克。

制备方法：上述药物共同研磨成细末，并经过筛网筛选。

操作规程：将 30 克药末均匀撒布在 3 张黑膏药的中间部分，然后分别敷贴在神阙、中脘、胃俞三个穴位上。

操作间隔：每日 1 次，连续两日。

主治：胃中有热，食后即呕吐者。

贴敷疗法 ③

贴敷部位：中脘、膻中、期门。

药物组成：胡椒 10 克，绿茶 3 克，酒曲 2 个，葱白 20 克。

制备方法：将上述药物共同捣烂成糊状，然后分别摊在四块直径为 3 厘米的圆形塑料布或油纸上。

操作规程：使用时将药物敷贴在相应的穴位上，并用胶布固定。

操作间隔：每次敷贴 6 ~ 12 小时，每日 1 次。

主治：肝气犯胃所致的呕吐。

贴敷疗法 ④

贴敷部位：涌泉。

药物组成：绿豆粉 30 克，鸡蛋 2 个。

制备方法：将绿豆粉与鸡蛋清混合搅拌成泥状。

操作规程：将膏泥分别敷贴于双足涌泉，用纱布包扎固定。

操作间隔：每日 1 次，1 ~ 2 次即可见效。

主治：热性呕吐。

贴敷疗法 5

贴敷部位：鸠尾。

药物组成：酒炒白芍 9 克，胡椒 1.5 克，葱白 60 克。

制备方法：将白芍和胡椒一起研磨成细粉，然后加入葱白共同捣成膏状。

操作规程：将药物敷贴在鸠尾上，用纱布覆盖，然后用胶布固定。

操作间隔：每日 1 次，1 ~ 2 次即可见效。

主治：寒湿所致呕吐。

便秘

【疾病概述】

便秘通常是由于粪便在消化道中移动太慢，或无法从直肠中有效排出时，导致粪便脱水、变硬和干燥。

【症状表现】

便秘的主要症状包括排便次数减少粪便干硬和排便困难。

【辨证分型】

1.热秘：热积大肠所致的便秘，称为热秘。症见大便不通，小便赤涩，身热面赤，唇焦口燥，肠胃胀闷，喜冷等。

2. 气秘：大便干结，或不甚干结，欲便不得出，肠鸣矢气，腹中胀痛，胸胁痞满。

3. 冷秘：大便艰涩，腹痛拘急，胀满拒按，手足不温。

4. 虚秘。虚秘又分为气虚秘、血虚秘、阴虚秘及阳虚秘四种。

（1）气虚秘：大便并不干硬，虽有便意，但排便困难，用力则汗出气短，便后乏力。

（2）血虚秘：大便干结，面色无华，头晕目眩，心悸气短，健忘。

（3）阴虚秘：大便干结如羊屎状，形体消瘦，头晕耳鸣，两颧红赤，心烦少寐，盗汗。

（4）阳虚秘：大便干或不干，排出困难，小便清长，四肢不温，腹中冷痛，或腰膝冷痛。

【经典方剂】

贴敷疗法 1

贴敷部位：神阙、天枢、关元、大肠俞、脾俞。

药物组成：白芷、花椒、白附子、干姜、川芎、细辛若干克，按4：4：1：2：2：2的比例配比。

制备方法：将药物研磨成粉末，加入黄酒搅拌均匀，调制成糊状，然后制成大小约为 1.5 厘米 ×1.5 厘米、厚度约为 0.3 厘米的药饼。

操作规程：将药饼敷贴在穴位上，用胶布固定。

操作间隔：每日 1 次，每次 5 ~ 6 小时，7 次为 1 个疗程。

主治：阳虚便秘。

贴敷疗法 2

贴敷部位：神阙。

药物组成：当归 30 克，肉苁蓉、皂角、大黄各 9 克。

制备方法：将上述所有药物混合后，共研细末，装瓶备用。

操作规程：在需要使用时，取适量药末，用蜂蜜调和至膏状，然后敷在肚脐上，用纱布覆盖，再用胶布固定。

操作间隔：每日 1 次。

主治：血虚便秘。

贴敷疗法 ③

贴敷部位：神阙。

药物组成：皂角刺 12 克，松子仁 9 克，五倍子 6 克，淡豆豉 6 克，葱白适量。

制备方法：将前四味药混合并共同碾磨成细末，然后加入葱白一起捣烂至呈膏状，最后用胶布固定。

操作规程：将膏泥敷于脐上，外以纱布覆盖，胶带固定。

操作间隔：每日 1 次，直至痊愈。

主治：虚秘。

贴敷疗法 ④

贴敷部位：劳宫。

药物组成：干姜、高良姜、白芥子、硫黄、槟榔各 10 克。

制备方法：将上述药物混合后，研磨成细末，然后加水搅拌均匀，做成药丸。

操作规程：每天早晨，用花椒水洗手后，再用香油涂抹掌心（劳宫），然后将药丸紧握在手心。

操作间隔：每日 1 次。一般 7 ~ 10 日痊愈。

主治：老年人虚寒性便秘。

贴敷疗法 ⑤

贴敷部位：神阙。

药物组成：皮硝 9 克，皂角末 1.5 克。

制备方法：将皮硝与水混合溶解后，再加入皂角末，搅拌均匀，调制成糊状。

操作规程：将调制的药糊敷于肚脐上。

操作间隔：每日 1 次。一般治疗 3 ～ 5 日即可痊愈。

主治：热秘。

贴敷疗法 6

贴敷部位：天枢、关元、气海。

药物组成：三棱、莪术、大黄、冰片各等份。

制备方法：将上述药物研磨成粉末，加入甘油搅拌均匀，调制成膏状，然后制成大小约为 1.5 厘米 ×1.5 厘米、厚度约为 0.5 厘米的药饼。

操作规程：将药饼敷于天枢、关元、气海，用胶布固定。

操作间隔：每日 1 次，每次 6 ～ 8 小时，7 次为 1 个疗程。

主治：久病、气血积滞导致的便秘。

痢疾

【疾病概述】

痢疾的临床特征是痢下赤白脓血、腹痛、里急后重。主要病因是外感时邪疫毒，内伤饮食不洁。痢疾是一种传染性疾病，主要通过消化系统传播。在青年人、老年人及儿童中都比较常见，可发生于各个群体，尤其是老年人，抵抗力较弱的时候更容易感染。

【症状表现】

临床以发热、腹痛、里急后重、大便脓血为主要症状。若感染疫毒，发病急剧，伴突然高热，神昏、惊厥者，为疫毒痢。痢疾初起，先见腹痛，继而下痢，日夜数次至数十次不等。

【辨证分型】

1. 湿热痢：腹部疼痛，里急后重，痢下赤白脓血，黏稠如胶冻，腥臭，肛门灼热，小便短赤，舌苔黄腻，脉滑数。

2. 疫毒痢：起病急骤，腹痛剧烈，痢下鲜紫脓血，恶心呕吐，头痛烦躁，舌质红绛，舌苔黄，脉滑数或微细欲绝。

3. 寒湿痢：腹痛拘急，痢下赤白黏冻，白多赤少，或纯为白冻，里急后重，脘胀腹满，头身困重，舌质或淡，舌苔白腻，脉濡缓。

4. 阴虚痢：痢下赤白，日久不愈，脓血黏稠，或下鲜血，脐下灼痛，虚坐努责，食少，心烦口干，至夜转剧，舌红绛少津，苔腻或花剥，脉细数。

5. 虚寒痢：久痢缠绵不已，痢下赤白清稀或为白冻，无腥臭，甚则滑脱不禁，腹部隐痛，喜按喜温，肛门坠胀，便后更甚，食少神疲，形寒畏冷，四肢不温，腰膝酸软，舌淡苔薄白，脉沉细弱。

6. 休息痢：下痢时发时止，迁延不愈，常因饮食不当、受凉劳累而发。发作时，大便次数增多，便中带有赤白黏冻，腹痛。休止时，常有腹胀食少，倦怠怯冷，舌质淡，苔腻，脉濡软或虚数。

【经典方剂】

贴敷疗法 1

贴敷部位：神阙、命门。

药物组成：蒲公英 60 克，败酱草 30 克，白头翁 30 克，白及 20 克，黄柏 15 克，自花蛇舌草 30 克，槐米 15 克，丹参 15 克，蒲黄 20 克，三七 10 克，吴茱萸 30 克，冰片 10 克，硫黄 10 克。

制备方法：将药物研磨成粉末，加入黄酒搅拌均匀，调制成糊状，然后制成大小约为 1.5 厘米 ×1.5 厘米、厚度约为 0.3 厘米的药饼。

操作规程：将药饼敷在神阙、命门上。

操作间隔：建议日夜外敷，每袋使用 1 ~ 2 个月。

主治：痢疾。

贴敷疗法 ②

贴敷部位：神阙。

药物组成：干苦参、干马齿苋各 90 克。

制备方法：将上述药物烘干至脆，然后研成极细的粉末，装瓶备用。

操作规程：取药粉 10 克，用适量温开水调和做成小饼，然后敷在肚脐上，再用橡皮膏贴紧。

操作间隔：每隔 8 小时换药 1 次，连敷 2 ~ 3 日。

主治：痢疾。

贴敷疗法 ③

贴敷部位：神阙。

药物组成：巴豆仁 3 粒，黄蜡 10 克。

制备方法：将以上两药共捣成膏状，备用。

操作规程：将药膏用纱布包裹，填入肚脐中，然后用胶布固定。

操作间隔：1 日换 1 次，直到痊愈。

主治：痢疾。

贴敷疗法 ④

贴敷部位：神阙。

药物组成：木香、丁香、杏仁、巴豆霜、百草霜、肉豆蔻、炮姜灰、木鳖子仁各 5 克。

制备方法：将上述药物共捣成膏状，备用。

操作规程：用时取药末 3 ~ 5 克填入肚脐中，然后用纱布盖上，再用胶布固定。

操作间隔：1 日换 1 次，直到痊愈。

主治：寒湿痢、赤白痢。

贴敷疗法 ⑤

贴敷部位：神阙。

药物组成：大黄30克，川黄连、广木香各10克。

制备方法：将上述药物共同研磨成细末，然后用醋调成膏状，以备后续使用。

操作规程：在需要时，取5～10克的药膏敷在肚脐上，然后使用纱布覆盖，最后使用胶布固定。

操作间隔：每日1或2次，病愈为止。

主治：急性菌痢。

贴敷疗法 ⑥

贴敷部位：涌泉、神阙。

药物组成：吴茱萸60克，巴豆30克，黄蜡10克，丁香3克。

制备方法：将上述药物混合后，捣成泥状，然后加入米醋搅拌均匀，调制成糊膏状备用。

操作规程：取适量药膏，涂抹在双足涌泉以及肚脐位置，然后使用纱布覆盖，最后使用胶布固定。

操作间隔：每日换药1次，病愈为止。

主治：以饮食不进，食入即吐为主要症状的痢疾。

失眠

【疾病概述】

失眠，表现为入睡困难、睡眠质量下降和睡眠时间减少，记忆力、注意力下降等。

【症状表现】

失眠患者面临无法获得正常睡眠的困境，轻度失眠者难以入睡或易在睡眠过程中醒来，醒来后难以再次入睡；重度失眠者则整夜无法入睡。同时，患者常常伴随着头痛、头晕、心悸、记忆力减退以及多梦等症状。

【辨证分型】

1. 肝郁化火型失眠：心烦、急躁易怒，口苦、口渴喜饮，面红溲赤，大便秘结。舌质红，苔黄，脉弦而数。

2. 痰热上扰型失眠：有头晕、头重的感觉，胸闷且多痰，嗳气频繁，食欲不振。舌苔黄腻或黄浊，脉滑数。

3. 脾胃不和型失眠：缺少睡意，脘腹胀满不适，呕恶吞酸，矢气频作，心烦。舌苔黄腻或干黄少津，脉弦滑或滑数。

4. 瘀血内阻型失眠：心慌心悸，梦多易醒，可伴有头痛。舌多紫黯，或见瘀斑、瘀点，脉弦细或涩。

5. 心脾两虚型失眠：梦多易醒，心慌健忘，头晕，肢体乏力，纳差，面色少华。舌质淡，苔薄白，脉细弱。

6. 心胆气虚型失眠：梦多易醒，心慌心悸，遇事易惊，气易乱而不易平复。舌质淡，脉弦细。

7. 心肾不交型失眠：手脚心及前胸烦热，夜晚出汗，或有腰酸梦遗，头晕耳鸣，口干咽燥。舌红少津，脉细数。

【经典方剂】

贴敷疗法 1

贴敷部位：神阙。

药物组成：石菖蒲6克，郁金6克，枳实6克，沉香6克，朱砂2克，琥珀2克，炒枣仁6克。

制备方法：将所有药材一起研磨成细末，并混合均匀备用。

操作规程：每次取适量药末，填敷在肚脐中，滴适量生姜汁在药末上，然后使用布覆盖固定。

操作间隔：24 小时换药 1 次，1 周为 1 个疗程。

主治：各种原因引起的顽固性失眠。

贴敷疗法 ②

贴敷部位：胸前。

药物组成：磁石 30 克，朱茯神 15 克，黄连、阿胶各 10 克。

制备方法：将磁石和朱茯神放入锅中，加足够的水煎煮，煮到一定程度后取出汤汁。然后将黄连加入水中，稍煎后去掉药渣，取汤汁。将阿胶烊化，然后与之前的药汁混合均匀。

操作规程：趁热摊敷于胸前，每晚一次，每次敷 20 分钟后擦净，然后入睡。

操作间隔：每日 1 次，病愈为止。

主治：失眠阴虚火旺者。

贴敷疗法 ③

贴敷部位：胸部。

药物组成：黄连 15 克，阿胶 9 克，白芍、黄芩各 9 克，鸡蛋黄 1 个。

制备方法：将黄连煎煮成汤药，然后加入阿胶溶化。

操作规程：摊敷于胸部，或者加入白芍、黄芩和鸡蛋黄搅拌后贴敷。

操作间隔：一般用药 5 ~ 10 次即显效。

主治：失眠。

贴敷疗法 ④

贴敷部位：神阙。

药物组成：朱砂安神丸、归脾丸或补心丹、醋各适量。

制备方法：每次取上方 10 克或 1 丸药研成粉末或捻碎，加入醋调成糊状。

操作规程：睡前敷于脐部，外用胶布封贴。

操作间隔：每晚 1 次。一般用药 5 ～ 10 次见效。

主治：神经衰弱引起的顽固性失眠。

贴敷疗法 5

贴敷部位：涌泉。

药物组成：吴茱萸 9 克，米醋适量。

制备方法：将吴茱萸研磨成细腻的粉末，再加入米醋搅拌均匀，调成糊状。

操作规程：将药物敷于双足涌泉，用纱布覆盖，然后用胶布固定。

操作间隔：每日 1 次，直至痊愈。

主治：心肾不交型失眠。

贴敷疗法 6

贴敷部位：三阴交、涌泉、照海、内关。

药物组成：黄连、酸枣仁、肉桂各 4 克。

制备方法：将上述药物加入少许蜂蜜进行研磨，然后制成药膏。

操作规程：在患者睡前将药膏贴在穴位上，并在次日早晨取下。

操作间隔：每隔 1 日治疗 1 次，每周 3 次，4 周为 1 个疗程，连续治疗 2 个疗程。

主治：失眠。

头痛

【疾病概述】

头痛病是由外感和内伤引发的，导致脉络紧张或失去滋养，影响头部清窍正常功能。它不仅是一种独立疾病，也可能出现在其他急慢性疾病的发展过程中，是某些相关疾病恶化的先兆。

【症状表现】

根据不同的病因，头痛的症状也会有所差异。

脑供血不足引发的头痛，通常表现为头部紧束感，头顶昏沉不清醒。

偏头痛患者则可能出现单侧或双侧头部疼痛，以搏动性头痛为主。

如果头痛是由舒张压升高引起的，那么通常会表现为胀痛。

对于颅内占位性疾病和静脉窦血栓引发的头痛，患者同样会感受到胀痛。

【辨证分型】

头痛的中医辨证分型分为外感和内伤两大类。

一、外感头痛

1.风寒头痛：表现为畏寒怕冷，头痛欲裂，遇风寒症状加重，舌苔薄白，脉搏紧束。

2.风热头痛：表现为头部胀痛，面红、口渴、咽喉肿痛等。

3.风湿头痛：表现为头痛如裹，肢体沉重，食欲不振，排尿不畅，大便溏稀，舌苔白腻，脉搏沉缓。

二、内伤头痛

1.肝阳头痛：易怒，心烦，睡眠不安稳，胁痛，面红耳赤，舌苔浅黄，脉弦数。

2.肾虚头痛：腰膝酸软，神疲乏力，遗精带下，耳鸣，少眠，舌红少苔，脉细无力。

3.血虚头痛：心悸不安，精神疲惫，面色少华，舌质淡，苔白，脉细弱。

4.痰浊头痛：头痛昏蒙沉重，胸脘痞闷，舌苔白腻，脉滑。

5.瘀血头痛：头痛长期不愈，痛处固定不移，疼痛如锥刺般剧烈，可能存在头部外伤史，舌质紫黯，舌苔薄白、有瘀斑。

【经典方剂】

贴敷疗法 ①

贴敷部位：太阳（双侧）。

药物组成：川芎和花椒各 3 克，薄荷脑 1 克，适量的葱白。

制备方法：将川芎和花椒研成细粉，加入薄荷脑，混合均匀；取适量葱白捣烂，挤出汁液，将药粉和汁液混合搅拌成膏状。

操作规程：使用时，分别制作成两个药饼，贴在双侧太阳上，用纱布覆盖，用胶布固定。

操作间隔：每天更换 1 次药饼，直到症状好转为止。

主治：风热头痛。

贴敷疗法 ②

贴敷部位：太阳（双侧）。

药物组成：草决明和苏子各 15 克，草乌 5 克。

制备方法：将上述药物研成细粉，备用。

操作规程：使用时，药粉用清水调和并捏成两个药饼，分别贴敷在双侧太阳上，外层用适量纱布覆盖，用胶布固定。

操作间隔：每日更换 1 次药饼。

主治：肝阳头痛。

贴敷疗法 ③

贴敷部位：涌泉。

药物组成：吴茱萸粉末 10 克，食醋 10 毫升。

制备方法：将吴茱萸粉末与食醋混合搅拌均匀，制成糊状物。

操作规程：将制成的药物均匀地敷在足底的涌泉上。

操作间隔：每天更换 1 次药物，连续 7 天为 1 个疗程。一般情况下，敷用 2 ~ 3 个疗程后，病情会得到显著改善。

主治：肝阳头痛。

贴敷疗法 ④

贴敷部位：太阳、风池、风府。

药物组成：羌活、独活各 45 克，赤芍 30 克，白芷 20 克，石菖蒲 18 克，洋葱 5 个。

制备方法：将前 5 种药物混合粉碎过筛，洋葱加水煎制浓汁，加入药末搅拌均匀后调成膏状。

操作规程：取药膏分别敷贴在太阳、风池、风府上，用胶布固定。

操作间隔：每天更换 1 次药膏，用药 7 ～ 10 天后会获得良好的疗效。

主治：头痛、遇风痛甚者。

贴敷疗法 ⑤

贴敷部位：太阳（双侧）。

药物组成：乳香、蓖麻子仁各 10 克。

制备方法：将上述药物捣烂成饼状。

操作规程：将药饼分别敷贴在双侧太阳上。

操作间隔：每天敷贴 1 次。一般情况下，用药 20 分钟后病情会明显好转。

主治：头额部疼痛。

贴敷疗法 ⑥

贴敷部位：太阳（双侧）。

药物组成：川芎、红花、全蝎各 6 克，白芷、冰片各 5 克。

制备方法：将上述药物研成细粉。

操作规程：将药粉用纱布包好塞入鼻孔，或将药粉撒在伤湿止痛膏上并贴敷在双侧太阳上。

操作间隔：用药 2 小时后疼痛即可好转，当天就能消除疼痛。

主治：内伤头痛。

贴敷疗法 7

贴敷部位：太阳（双侧）。

药物组成：麻黄（去节）和杏仁各 10 克。

制备方法：将上述药物捣烂成膏状。

操作规程：将药膏敷贴在双侧太阳上。

操作间隔：一般用药 20 分钟后可见效。

主治：风寒头痛。

眩晕

【疾病概述】

眩晕是一种主观感觉障碍，患者感到自己或环境在旋转或摇晃。

【症状表现】

该病以头晕和眼睛昏花为主要表现，患者可能会感到自身或周围环境在旋转或摇动。在轻微的情况下，患者可能会感到像坐在车船上一样不稳定，但只要闭上眼睛一会儿就能恢复正常。然而，在严重的情况下，患者可能看东西模糊不清，并且眩晕不断加剧，以至于难以站立并感觉要晕倒。

同时，患者可能会伴有恶心、呕吐、眼球震颤、耳鸣、耳聋、出汗、面色苍白等症状。这些症状可能会进一步加重患者的眩晕和不稳定感。

【辨证分型】

1.肝阳上亢：眩晕和耳鸣，头部感觉胀满，可能因过度劳累或情绪波动而加剧；情绪烦躁，容易发怒，睡眠质量差，梦境繁多；面部容易发红，口部感觉苦涩。

2. 气血亏虚：眩晕在劳累之后出现；脸色苍白，嘴唇和指甲缺乏光泽；头发颜色暗淡，缺乏光泽；容易心悸，睡眠质量差，精神疲惫，感到乏力且食欲差。

3. 肾精不足：眩晕同时表现出精神萎靡；睡眠质量差，经常做梦，记忆力减退；腰部和膝盖感觉虚弱无力，遗精，耳鸣。

4. 痰湿中阻：胸部感觉闷，恶心，食欲差，并且嗜睡。

【经典方剂】

贴敷疗法 ①

贴敷部位：神阙。

药物组成：吴茱萸、生姜各30克，半夏15克，熟大黄10克，葱白7根（带须）。

制备方法：上述药物共同研成粗末，放入铁锅中，加入适量的醋，翻炒至热。

操作规程：将药物分成两份，用纱布包裹，放在肚脐上熨烫。两个包裹轮流使用，当感觉一个包裹变冷时替换另一个包裹，每次熨烫30 ~ 60分钟。

操作间隔：每日2 ~ 3次（一剂药可用3日）。

主治：湿蒙清窍之眩晕。

贴敷疗法 ②

贴敷部位：百会、翳风。

药物组成：白芥子、茯苓、泽泻各5克，酒适量。

制备方法：将各药研成细末。

操作规程：将药物与酒混合制成药饼，贴在百会和翳风上。

操作间隔：每日1次，重者2次，直至痊愈。

主治：耳源性眩晕。

贴敷疗法 ③

贴敷部位：膈俞、脾俞、肾俞、膻中、厥阴俞、志室。

药物组成：太子参、黄芪、白术、当归各 200 克，熟地、半夏、附子、麦冬、柴胡、升麻各 150 克，茯苓、五味子、益智仁、补骨脂、胡桃肉、肉桂、甘草各 68 克。

制备方法：上述药物研成细末并过筛，然后用麻油熬制成膏状备用。

操作规程：以上所述的膈俞、脾俞、肾俞、膻中、厥阴俞和志室等穴位，应交替使用 2～3 个。

操作间隔：3 天换药 1 次，10 次为 1 疗程。

主治：原发性直立性低血压眩晕（气血亏虚型）。

贴敷疗法 ④

贴敷部位：涌泉。

药物组成：山栀 20 克，大黄、黄连各 10 克，肉桂 5 克。

制备方法：将上药研为细末。

操作规程：使用适量的米醋与药末拌成糊膏状，然后均匀地敷在双足涌泉上。接着用纱布覆盖，并用胶布固定。

操作间隔：每日换药 1 次。

主治：肝阳上亢型眩晕。

贴敷疗法 ⑤

贴敷部位：神阙。

药物组成：黄芪 15 克，五味子、棉花根各 10 克，当归 5 克。

制备方法：所有药材共研细末，装瓶备用。

操作规程：取适量本散，加入清水调和成糊膏状，敷在神阙穴，盖上纱布，并用胶布固定。

操作间隔：每日换药 1 次，5 次为 1 疗程。

主治：眩晕。

贴敷疗法 ⑥

贴敷部位：涌泉。

药物组成：吴茱萸 20 克，肉桂 2 克。

制备方法：将所有药物共同研磨成细末。

操作规程：使用米醋将药物调匀，然后捏成饼状。在睡前将药饼贴在双足涌泉上，用青菜叶或树叶覆盖，再用纱布和胶布加以固定。第二天早上取下。

操作间隔：连用 3 ~ 5 天。

主治：眩晕。

脑卒中

【疾病概述】

脑卒中，俗称中风，分为缺血性脑卒中和出血性脑卒中两种类型，是由多种原因导致脑血管受损，产生局灶性或整体脑组织损害的疾病。寒冷季疾病发病率更高，且发病高峰通常出现在临近中午的时间段。脑卒中具有发病率、致残率、复发率和死亡率高的特性，是中国居民的首要死亡原因。其中，缺血性脑卒中占所有脑卒中的 75%~90%，而出血性脑卒中占 10%~25%。男性、肥胖者及糖尿病患者属于高危人群。

【症状表现】

1. 主症：神昏，半身不遂，言语謇涩，口舌歪斜，偏身麻木。

2. 次症：头痛，眩晕，呕吐，二便失禁或不通，烦躁，抽搐，痰多，呃逆。

3.舌象：舌强，舌歪，舌卷，舌质暗红或红绛，有瘀点、瘀斑；苔薄白、白腻或黄腻。

4.脉象：多弦细或弦滑，或结或代等。

【辨证分型】

1.脑卒中先兆：恶心，眩晕、肢体麻木，手足乏力，舌强，语言謇涩等。

2.肝阳上亢：半身不遂，肢体拘挛，口眼歪斜，舌强语涩，面红目赤，头晕头痛，急躁易怒，口苦咽干，便秘溲赤，舌红苔黄燥，脉弦数。

3.气虚血瘀：半身不遂，肢体痿软伴疼痛，手足肿胀，气短无力，言语不清。舌质淡，舌苔白腻，脉沉细或涩。

4.痰热腑实：半身不遂，口眼歪斜，脘腹满闷，口渴喜饮，口黏痰多，便秘溲黄。舌红苔黄或腻，脉滑数或弦数。

5.阴虚风动：半身不遂，肢体麻木，手足心热，心烦失眠，眩晕耳鸣。舌红少苔，脉细数。

6.风痰阻络：半身不遂，口眼歪斜，恶寒发热，头晕头痛，咳痰稀白。舌质淡红，苔薄白或滑，脉滑或弦。

7.中脏腑之闭证：神志恍惚，嗜睡或昏迷，牙关紧闭，肢体强痉。阳闭者面赤气粗，喉中痰鸣，二便不通；阴闭者面色苍白，唇色暗淡，四肢不温。

8.中脏腑之脱证：神志恍惚，嗜睡或昏迷，手撒口开，鼻息微弱，二便失禁，四肢不温。

【经典方剂】

贴敷疗法 ①

贴敷部位：神阙。

药物组成：天南星、黄芪各 12 克，雄黄 6 克，胡椒 3 克。

制备方法：以上药物共同研磨成细末。

操作规程：将药物用水调匀后敷于脐中。

操作间隔：每日换药 1 次。

主治：半身不遂，口闭，神志不清。

贴敷疗法 ②

贴敷部位：神阙。

药物组成：白花蛇舌草、鸡血藤各 20 克，丝瓜络 30 克，白酒、陈醋各适量。

制备方法：将方中的前 3 味药一起研磨成细末，然后加入白酒和陈醋调成膏状。

操作规程：将药物敷于患者的肚脐部位，用纱布加以覆盖，然后用胶布固定。

操作间隔：每日换药 1 次。

主治：热毒壅盛。

贴敷疗法 ③

贴敷部位：肩俞、尺泽、环跳、委中。

药物组成：麝香 1 克，冰片 5 克，川牛膝、桃仁各 15 克，木瓜 20克，樟脑 50 克，雄黄 40 克，半夏 6 克。

制备方法：将上述药物研磨成细末，并分为 30 等份。另外，准备大活络丸 30 粒，生姜末 90 克。

操作规程：使用热米饭饼 2 个，每个饼上放置 1 份药末，大活络丸 1 粒，生姜末 3 克，敷在患者上下肢的穴位上。上肢取肩俞、尺泽两个穴位，下肢取环跳、委中两个穴位，然后用纱布覆盖并用胶布固定。

操作间隔：晚敷早取，半个月为 1 个疗程。

主治：脑卒中后遗症。

贴敷疗法 ④

贴敷部位：口眼患处。

药物组成：蔓荆子、黄芪各 10 克，炙甘草 15 克。

制备方法：所有药材共研细末，装瓶备用。

操作规程：将上述药物敷于患处（左歪敷右侧，右歪敷左侧），然后用纱布覆盖并用胶布固定。

操作间隔：每日换药 1 次。

主治：脑卒中引起的口眼歪斜。

贴敷疗法 5

贴敷部位：涌泉。

药物组成：蔓荆子 30 克，黄芪 50 克，红花、桃仁、穿山甲各 9 克。

制备方法：所有药材共研细末，装瓶备用。

操作规程：将本药散 40 克与适量的白酒或清水混合搅拌成膏状，敷于患侧足心的涌泉，然后固定。

操作间隔：每日换药 1 次。

主治：脑卒中后遗症半身不遂或偏瘫。

贴敷疗法 6

贴敷部位：健侧穴位，若双侧瘫痪则取双侧穴位。健侧上肢穴、肩髃、臑俞、臂臑、曲池、手三里、外关、合谷等穴。健侧下肢穴：环跳、风市、伏兔、血海、阳陵泉、足三里、三阴交、涌泉等穴 。

药物组成：肉桂、附子、血竭、干姜、三七、丹参、川芎、当归各 50 克。

制备方法：将上述药材混合打成粉末状并搅拌均匀。接下来，使用姜汁进行煎熬，并不断搅拌，直至成为膏状。

操作规程：将适量的药物放置在所选的穴位上，然后使用伤湿止痛膏进行外部固定。

操作间隔：2 ~ 3 天换药，连续 2 个月。

主治：偏瘫。

高血压

【疾病概述】

高血压是血液在流动时对血管壁造成的压力值持续高于正常值的现象。高血压在 5 类人群中易发：有家族史的人群，情绪易激动的人群，摄入盐量偏高的人群，嗜酒人群，工作或生活压力大的人群。

【症状表现】

临床表现为动脉压持续高于 140/90 毫米汞柱（1 毫米汞柱 ≈ 0.133 千帕），同时伴有头痛、头晕、头胀、眼花、失眠、耳鸣、心烦、健忘、乏力等症状。

【辨证分型】

1. 肝阳上亢：眩晕，耳鸣，头部胀痛，口苦，失眠多梦，并会在过度劳累或情绪激动时加重，甚至可能导致突然昏倒，面色潮红，情绪急躁易怒，肢体麻木颤抖。

2. 阴虚风动：平时就存在头晕耳鸣、腰酸等问题，突然出现口眼歪斜、言语不清、手部活动不灵，甚至半身不遂，舌头红，舌苔油腻。

【经典方剂】

贴敷疗法 ❶

贴敷部位：神阙。

药物组成：吴茱萸（胆汁制）500 克，龙胆草醇提物 6 克，硫黄、朱砂各 50 克，白矾（醋制）100 克。

制备方法：所有药材共研细末，装瓶备用。

操作规程：将约 200 毫克的药末倒入患者的肚脐窝内，然后覆盖棉球，用胶布固定。

操作间隔：每周换药 1 次，直至痊愈。

主治：高血压头痛、头晕等症。

贴敷疗法 ②

贴敷部位：涌泉。

药物组成：蓖麻仁 50 克，吴茱萸、附子各 20 克。

制备方法：将所有药物研磨成细末，加入 150 克的生姜，一起捣成泥状，再加入 10 克的冰片，搅拌均匀，最后调成膏状备用。

操作规程：每天晚上贴在双足涌泉上，并用纱布包扎固定。

操作间隔：每日换药 1 次，7 天为 1 个疗程，连用 3 或 4 个疗程。

主治：高血压。

贴敷疗法 ③

贴敷部位：涌泉、太冲、足三里。

药物组成：肉桂、吴茱萸、磁石各 5 克。

制备方法：将所有药物研磨成细末，密封备用。

操作规程：将上药末与蜂蜜调匀，贴在涌泉上。对于阳亢者，还需加贴太冲；对于阴阳不足者，需加贴足三里。用外贴自热式柔性 TDP 灸疗贴固定，每次贴敷两个穴位，交替使用。

操作间隔：每日于临睡前换药 1 次。

主治：高血压。

贴敷疗法 ④

贴敷部位：心俞、肝俞、肾俞、关元。

药物组成：白花蛇 3 条，蜈蚣 9 条，蝉蜕、地龙各 9 克，土鳖虫、黄连、白芥子、延胡索各 6 克，葛根 15 克，甘遂、细辛、三七各 3 克，麝香 1 克，姜汁适量。

制备方法：先将前 12 味药共研细末，装瓶备用。

操作规程：取药散 35 克，用姜汁适量调和为膏状，做成 7 个药饼，中心放少许麝香末，贴于关元和双侧心俞、肝俞、肾俞上，外盖塑料薄膜和纱布，胶布固定。

操作间隔：每日换药 1 次，每次贴 8 ~ 12 小时。

主治：高血压。

贴敷疗法 5

贴敷部位：涌泉。

药物组成：桃仁、杏仁各 12 克，栀子 3 克，胡椒 7 粒，糯米 14 粒。

制备方法：将上述药物一起捣烂，然后加入一个鸡蛋清搅拌均匀，调成糊状。

操作规程：分三次敷用，每晚临睡前贴敷于涌泉，次日早晨去掉。每次贴敷一侧，两足交替贴敷。

操作间隔：每日 1 次。

主治：高血压。

贴敷疗法 6

贴敷部位：涌泉。

药物组成：吴茱萸、菊花各 15 克。

制备方法：将两味药物研磨成细末，然后加入适量的食用醋，搅拌均匀，调成糊状。

操作规程：在睡前将药物敷于双足涌泉，用纱布固定，次日早晨去除。

操作间隔：每日 1 次，2 周为 1 个疗程，间歇 1 周再贴敷 1 个疗程，连续 3 个疗程。

主治：肝阳上亢型高血压病。

冠心病

【疾病概述】

冠心病,全称为冠状动脉粥样硬化性心脏病,是由于冠状动脉内膜出现类脂质沉着,形成粥样硬化,导致血管腔狭窄或梗阻,影响冠状动脉血液循环,造成心肌缺血、缺氧或坏死的一种心脏病。

【症状表现】

冠心病的症状包括心绞痛、呼吸困难、疲劳、胸痛及心律不齐等。

【辨证分型】

1.心血瘀阻:心脏疼痛像被针刺,痛处固定,夜晚更严重。当心痛延伸到背部,或者背痛延伸到心脏时,会感觉非常痛苦;当情绪激动或劳累时,疼痛会加重,同时会感到胸闷。

2.气滞心胸:感觉胸部像被一股气堵住,有点闷。有时会有点隐痛,这种疼痛没有固定位置。当遇到不开心的事情时,或者当想要呃逆或排气时,这种疼痛可能会加重。

3.痰浊闭阻:感到胸部很闷,而心脏的疼痛并不明显。痰多导致呼吸短促。手脚感到很重,身材偏胖。当遇到阴雨天时,可能会感到更闷、更疲倦,没有食欲,咳嗽时会吐出痰来。

4.寒凝心脉:突然感到心脏像被绞紧的疼痛,痛到背部,喘气都难受,特别是气候突然变冷或感染风寒时,这种情况容易发生或加重。同时会感到心动过速,胸闷气短,手脚冷,出冷汗,面色苍白。

5.气阴两虚：有时会感到胸部隐痛，时好时坏，心动过速，稍微一动就感到喘气困难，疲倦乏力，声音低微，面色苍白，容易出汗。

6.心肾阴虚：有时会感到心痛、憋闷，心烦意乱，无法入睡，腰膝无力，头昏耳鸣，口干，大便干燥。

7.心肾阳虚：心悸，胸闷气短，活动后更明显。多汗，面色苍白，精神倦怠，怕冷。

【经典方剂】

贴敷疗法 ①

贴敷部位：神阙、内关。

药物组成：柴胡、当归、生地各 30 克，郁金 18 克，五灵脂 15 克，蒲黄 10 克。

制备方法：将上述药物共同研磨成细末，然后加入适量的白酒调和，搅拌均匀，制成稀糊状，备用。

操作规程：将适量药膏敷在肚脐和内关（双侧）上，然后用胶布固定。两小时后取下。

操作间隔：每日贴 2 或 3 次。连续 3 ~ 5 天。

主治：冠心病。

贴敷疗法 ②

贴敷部位：膻中、内关（双侧）。

药物组成：白檀香、制乳香、川郁金、醋炒延胡索、制没药各 12 克，冰片 2 克。

制备方法：所有药材共研细末，加麝香末 0.5 克和匀，装瓶备用。

操作规程：取少量本散，放在伤湿止痛膏的中心位置，然后贴在膻中和内关（双侧）上。

操作间隔：每日换药 1 次。

主治：冠心病。

贴敷疗法 ③

贴敷部位：阿是穴。

药物组成：细辛 50 克，荜茇 30 克，当归、藿香、半夏各 40 克，乳香、没药各 10 克，红花、白胡椒、冰片各 20 克。

制备方法：所有药材共研细末，布袋包装备用。

操作规程：取药袋外敷于心前区阿是穴，外加胶布固定。

操作间隔：每次贴 5～8 小时，每日 1 次，连用 7 天。

主治：冠心病。

贴敷疗法 ④

贴敷部位：心胸部位。

药物组成：葶苈子、白芥子、乳香、肉桂各 100 克，丹参 200 克。

制备方法：所有药材共研细末，装瓶备用。

操作规程：取 100～200 克本散，用适量的温开水调制成糊状。在棉布或数层纱布上涂上药糊，局部先涂上少许麻油，以避免损伤皮肤。将涂好药糊的棉布或纱布敷于心胸部位，然后用毛巾覆盖，固定。待症状减轻后除去（约 2 小时）。

操作间隔：每日换药 1 次，连用 9 天。

主治：冠心病。

贴敷疗法 ⑤

贴敷部位：涌泉、足三里、心俞。

药物组成：三七 30 克，琥珀 20 克，肉桂 15 克，冰片 10 克。

制备方法：上药共研细末，过 120 目筛，装瓶备用。

操作规程：取 5 克本药散，用适量的菜油调和成糊状。分别将药糊敷在双侧涌泉、足三里、心俞上，上面覆盖纱布，然后用胶布固定。

操作间隔：每日换药 1 次。

主治：冠心病，心房纤颤。

贴敷疗法 ⑥

贴敷部位：膻中、左心俞、虚里、内关。

药物组成：川芎、丹参、三七、葛根各 1 克，水蛭 0.8 克，麝香 0.2 克。

制备方法：上药共研细末，装瓶备用，注意避免泄气。

操作规程：当需要使用时，取药末 5 克，分别敷在膻中、左心俞、虚里、内关上，上面覆盖纱布，再用关节止痛膏固定。

操作间隔：5 天换药 1 次，5 次为 1 个疗程。

主治：冠心病。

尿失禁

【疾病概述】

尿失禁是指尿液不自主地从尿道口流出，这种现象在老年人群中尤为常见，特别是老年女性。在老年女性中，有超过一半的人或多或少会受到尿失禁的困扰，这可能会给她们的生活造成很大的不便。

【症状表现】

尿失禁的临床表现包括在意识清醒状态下，尿液不自主地从尿道口流出，导致尿湿裤子；或者在咳嗽、大笑、惊吓等情况下也会有尿液流出；有时听到流水声也会无法控制排尿；甚至刚有便意就需要立刻去厕所，但往往快到厕所时，尿液已自行流出。

【辨证分型】

1.压力性尿失禁：多由腹压增高、盆底肌肉松弛等引起，常见于多次分娩的女性、老年女性、长期慢性咳嗽者、便秘者等，主要表现为咳嗽、打喷嚏或提重物时，尿液不自主地流出。

2. 急迫性尿失禁：突然的强烈排尿欲望导致尿液无法控制地流出，主要症状表现为尿频、尿急、排尿次数增多、尿急性不受控等。

3. 充溢性尿失禁：由于尿道梗阻和膀胱功能下降，膀胱长时间扩张导致尿液在充满后溢出，这种情况多见于男性。

4. 真性尿失禁：是由于膀胱颈括约肌和尿道内括约肌受损，尿液持续性从尿道口流出，常见于外伤等。患者无排尿感觉，膀胱始终处于空虚状态。

【经典方剂】

贴敷疗法 ①

贴敷部位：神阙。

药物组成：硫黄 20 克、大葱 120 克。

制备方法：将硫黄研磨成细粉，然后与大葱一起捣碎并混合均匀，备用。

操作规程：将适量葱药泥烘热，然后贴在神阙上，用胶布固定，最后用热水袋进行热敷。

操作间隔：次日去掉，连用 10 次。

主治：尿失禁。

【经典方剂】

贴敷疗法 ②

贴敷部位：神阙。

药物组成：山茱萸 10 克、龙骨 15 克、小茴香 6 克、肉桂 9 克。

制备方法：先将上述药物烘干，然后一起研磨成细粉，并混合均匀，备用。

操作规程：取适量药末，加入少量蜂蜜搅拌调制为膏状，然后敷在神阙上，用纱布覆盖并用胶布固定。

操作间隔：每天换药 1 次，10 次为 1 个疗程。

主治：尿失禁。

中暑

【疾病概述】

中暑，也称为热射病，是一种由于体温调节中枢功能障碍或汗腺功能衰竭，以及水、电解质丢失过多导致的以中枢神经和（或）心血管功能障碍为主要表现的急性疾病。这种疾病通常在夏季高温和高湿的环境下发生，因此，在炎热的天气中及时补充水分和避免长时间暴露在高温下是非常重要的。

【症状表现】

中暑是一种严重的疾病，其症状包括高热、口干、昏迷、血压升高和呼吸衰竭等。患者体温可能高达 40℃以上，皮肤干热无汗，并可能出现多器官功能衰竭等严重状况。

【辨证分型】

1.中暑阳证：面红、皮肤干燥、无汗、心烦、口渴、小便短赤、舌红少津、脉象洪大、恶寒。

2.中暑阴证：身体发热、出汗多、神疲、气短、纳食减少、大便溏稀、舌质淡苔白、脉象洪缓。若出现大汗不止或频繁呕吐、腹泻，可能导致面色苍白、烦躁不安、四肢厥逆、呼吸浅促、冷汗自出、脉微细欲绝等症状。

3.暑热动风证：身体灼热难耐，头颈疼痛难当，严重时可能出现颈项强直、四肢抽搐、牙关紧闭、神志不清、喉咙有痰阻的情况。患者舌红、苔黄干，或舌红少津，脉象弦数。

4.暑热蒙心证：高热持续不退，烦躁不安难以平静，汗出过多导致身体虚弱，胸闷难受，感觉喘不过气，突然昏倒，神志不清。患者舌质红绛，脉象洪数。

【经典方剂】

贴敷疗法 ①

贴敷部位：涌泉。

药物组成：附子、干姜各 20 克。

制备方法：上药共研细末，加温开水调为糊状，备用。

操作规程：取药糊外敷于双足涌泉 30 ~ 60 分钟。

操作间隔：一般一次见效。

主治：中暑，汗多虚脱，四肢不温。

贴敷疗法 ②

贴敷部位：涌泉。

药物组成：吴茱萸、广地龙各适量。

制备方法：上述药物共研成细末，并加入适量面粉混合均匀。随后，使用米醋将混合物调制成糊状，以备后续使用。

操作规程：取适量药糊敷于双足涌泉，用纱布进行包扎固定。

操作间隔：每日换药 1 次，7 天为 1 个疗程。

主治：中暑，头痛头晕，恶热心烦，面红气粗，口燥渴饮，汗多等。

贴敷疗法 ③

贴敷部位：神阙、天枢。

药物组成：鲜荷花或鲜荷叶 50 克。

制备方法：将鲜荷花或鲜荷叶捣烂成泥状，备用。

操作规程：取适量敷在脐部（神阙）及天枢。

操作间隔：待干后重新敷上，其间不间断。

主治：中暑。

贴敷疗法 4

贴敷部位：胸部募穴、背俞穴、气海。

药物组成：生石膏 60 克，知母 30 克，山药、生甘草各 10 克。

制备方法：将上述药物加水煎煮，取汁。

操作规程：用纱布或毛巾湿敷于胸部募穴、背俞穴及气海，以药渣装袋并加热后，热敷于脐腹部。

操作间隔：以症状缓解为标准。

主治：中暑。

贴敷疗法 5

贴敷部位：神阙。

药物组成：青蒿 20 克，薄荷油适量。

制备方法：将青蒿捣碎，用薄荷油拌匀。

操作规程：取适量敷在脐部（神阙）及周围。

操作间隔：待干燥后重新敷上，以症状缓解为标准。

主治：中暑。

贴敷疗法 6

贴敷部位：太阳、神阙、天枢、气海、关元。

药物组成：伤湿止痛膏药 2 贴。

制备方法：将膏药裁成 3 厘米 × 3 厘米方块备用。

操作规程：将裁剪后的膏药方块敷贴于太阳、神阙、天枢、气海、关元。

操作间隔：持续贴敷 10 小时，然后取下。

主治：中暑发热。

第三章

外科疾病的贴敷疗法

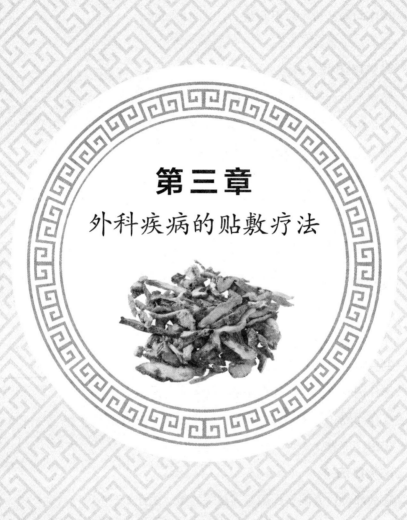

落枕

【疾病概述】

落枕，也被称为"失枕"，是一种常见的疾病，尤其在冬春季更为多见，主要影响青壮年人群。它的发病过程通常是在睡觉前没有任何不适症状，但起床后，颈部和背部可能会感到明显的酸痛，颈部活动会受到限制。

【症状表现】

在进行身体检查时，可能会发现颈部肌肉有触痛感，浅层肌肉呈现出痉挛和僵硬的状态，触碰时感觉有"条索感"。

【辨证分型】

1. 瘀滞型：早晨醒来时，颈部存在疼痛，活动不便。在活动时，疼痛症状在患侧加剧，头部倾向病侧，局部存在明显的压痛点，有时可观察到筋经。舌质紫黯，脉象弦紧。

2. 风寒型：颈项与背部存在强烈的疼痛和拘紧麻木感。可能同时伴有轻微的恶风、发热及头痛等表证。舌部呈现淡色，舌苔薄白，脉象弦紧。

【经典方剂】

贴敷疗法 ①

贴敷部位：疼痛处。

药物组成：米醋 300 ～ 500 毫升。

制备方法：将一块棉纱布浸泡在米醋中，片刻后取出。

操作规程：平敷在颈部肌肉的疼痛处，再将一个装满热水（水温在70℃～80℃）的热水袋放在浸有米醋的棉纱布上进行热敷，持续20～30分钟。

操作间隔：治疗1～2次后，疼痛的症状就可明显缓解。

主治：落枕。

贴敷疗法 ②

贴敷部位：颈部。

药物组成：生桃叶适量。

制备方法：将生桃叶用布袋包好。

操作规程：使用时，上锅蒸片刻，热敷颈部。

操作间隔：每次20分钟，每日2～3次。

主治：落枕。

贴敷疗法 ③

贴敷部位：患处。

药物组成：大黄150克，木瓜、土鳖虫、蒲公英各60克，栀子、没药各30克，乳香15克，凡士林适量。

制备方法：将上述药物研细粉，备用。

操作规程：将药末与凡士林和成烟状，敷于患处。

操作间隔：每日1次，3日为1疗程。

主治：落枕。

贴敷疗法 ④

贴敷部位：患处。

药物组成：鲜蓖麻叶100～150克。

制备方法：将鲜蓖麻叶捣碎。

操作规程：使用时，贴敷患处。

操作间隔：每天更换1次，连用2～3天。

主治：风寒侵袭引起的落枕。

贴敷疗法 ⑤

贴敷部位：阿是穴、肩外俞、天柱、肩井、悬钟、后溪。

药物组成：白芥子适量。

制备方法：将白芥子研为细末，放容器内封闭备用。

操作规程：用时取白芥子细末 3 克，加入黄酒或白酒，调成糊状。每次取阿是穴、肩外俞、天柱、肩井、悬钟、后溪中的几个穴位贴敷，贴敷面积控制在黄豆大小，并用纱布覆盖，外加胶布固定。

操作间隔：3 小时后感觉有灼烧感时尽快除去，3 ~ 4 日贴敷 1 次。

主治：落枕。

贴敷疗法 ⑥

贴敷部位：患处。

药物组成：葛根 100 克，白芍 50 克，甘草 20 克。

制备方法：上药用纱布包好，武火煎煮约 30 分钟后取出。

操作规程：使用时，将纱布包加热，待温度降至适宜后趁热将药包外敷于疼痛部。

操作间隔：每次 30 分钟，每日 1 次。

主治：落枕。

风湿性关节炎

【疾病概述】

风湿性关节炎是一种免疫介导的、累及关节的炎症性病变。多见于成年风湿病患者。以游走性多关节炎为其临床特征。常侵犯大关节，此伏彼起，相继发生。

【症状表现】

在典型症状出现前 1 ~ 6 周常有咽喉炎或扁桃体炎等上呼吸道 A 族链球菌感染表现如发热、咽痛、颌下淋巴结肿大、咳嗽等。半数病人的前驱症状轻微或短暂。典型表现为游走性、多发性关节炎关节疼痛，通常在 2 周内消退，发作后无遗留变形，但常反复发作。

【辨证分型】

1. 风湿热痹型：关节肿痛、皮肤发红、局部灼热，小便发黄或触之有热或兼发热。舌头和脉象主要表现为，苔黄腻，舌红脉，滑或数。在治疗时，应该使用祛风通络以及清热利湿的原则。

2. 毒热瘀痹型：关节红肿、欣热剧痛、关节活动明显受限、拒触拒按、发热严重时可出现高热寒战、皮下红斑、口渴、大便干燥、小便短黄。脉弦滑数、舌红、苔黄或燥。在治疗时要使用凉血通络和清热解毒的药物。

3. 寒热错杂型：全身畏寒畏风、受凉后关节疼痛加重、关节肿痛、触之有热感或自觉局部有热灼感、局部皮色正常。脉弦滑或弦缓，舌暗红，苔薄白或薄黄。可采用的治疗原则为清热通痹、祛风散寒。

4. 风寒湿痹型：关节肿痛、屈伸拘急、遇寒后症状加重、局部皮色苍白或者正常。脉弦紧或濡缓。舌淡红或暗红，舌苔薄白。在治疗时要使用祛湿通痹、祛风散寒的药物。

【经典方剂】

贴敷疗法 ①

贴敷部位：神阙。

药物组成：当归 10 克，桂枝 10 克，木通 3 克，细辛 3 克，芍药 3

克，甘草 3 克，大枣 25 枚，麝香膏 1 贴。

制备方法：前 7 味药煎汤。

操作规程：将汤药涂抹在心腹部和四肢，并进行炒热熨敷。在脐部和对脐处使用麝香膏，并在外面敷上自热式柔性 TDP 灸疗帖。

操作间隔：每日 1 次。

主治：四肢痹痛。

贴敷疗法 ②

贴敷部位：患处。

药物组成：青艾 9 克，当归 9 克，川芎 9 克，血竭花 9 克，穿山甲 9 克，地龙 9 克，海马 9 克，没药 9 克，乳香 9 克，杜仲 9 克，防风 9 克，麻黄 9 克，木瓜 9 克，牛膝 9 克，木香 9 克，川椒 9 克，麻油 500 毫升，黄丹 250 克。

制备方法：上药用麻油炸枯去渣，再加入黄丹，熬煮搅拌，收膏制成，收瓷器中保存。

操作规程：贴患处。

操作间隔：每日 1 次。

主治：风寒湿痹型关节炎。

贴敷疗法 ③

贴敷部位：患处。

药物组成：川乌、防风、白芷各 30 克。

制备方法：共研细末。

操作规程：略加开水，趁热调敷痛处，外敷自热式柔性 TDP 灸疗帖。

操作间隔：每日 1 次。

主治：风湿性关节炎，老人关节疼痛。

贴敷疗法 ④

贴敷部位：患处。

药物组成：紫荆皮 30 克，赤芍、独活各 18 克，葱白。

制备方法：前 3 味药共研细末。

操作规程：每次取 15 克，加葱搅捣如泥状，烘热摊纱布上，贴敷患处，外贴自热式柔性 TDP 灸疗贴。

主治：风湿性关节炎。

贴敷疗法 5

贴敷部位：患处。

药物组成：秦艽、桂枝、羌活、独活各 30 克，桑枝 50 克，乳香、没药各 20 克。

制备方法：共研粗末。

操作规程：药末炒热拌适量白酒，装入布袋，敷患处，外贴自热式柔性 TDP 灸疗贴。

操作间隔：每日 2 ~ 3 次，均加酒。每服药可用 2 天。

主治：风寒湿痹型关节不适。

贴敷疗法 6

贴敷部位：患处。

药物组成：半夏 30 克，生栀仁 60 克，生大黄 15 克，黄柏 15 克，桃仁 10 克，红花 10 克。

制备方法：上药共研细末，装瓶备用。

操作规程：用醋调制敷料，敷于患处。当敷料干燥后，可以再次加入醋进行调制，然后再次敷上。另外，也可以用 400 毫升酒精调制敷料，敷于患处。

操作间隔：每日 1 次，7 ~ 10 日为 1 个疗程，每疗程间隔 3 ~ 5 日。

主治：风湿性关节炎。

肩周炎

【疾病概述】

肩周炎，又称凝肩、漏肩风或冻结肩，是一种常见的颈肩痛疾病，主要痛点在肩关节周围。该病多见于50岁左右的中年人，但青年与老年人也有发生。

【症状表现】

肩周炎的主要症状为颈肩持续疼痛，活动受限，遇冷加重，严重时关节粘连、肌肉萎缩、疼痛难忍、彻夜不眠。

【辨证分型】

1. 风寒侵袭：轻度疼痛，病程短，局部发凉，得暖或抚摩痛减，不影响上肢活动，舌苔白，脉浮或紧。

2. 寒湿凝滞：剧烈疼痛，向远端放射，昼轻夜重，病程长，因痛不能举肩，感觉寒冷、麻木、沉重、畏寒，得暖稍减，舌淡胖，苔白腻，脉弦滑。

3. 瘀血阻络：外伤或久病后肩痛，痛有定处，局部疼痛剧烈，呈针刺样，拒按，肩活动受限；或局部肿胀，皮色紫黯。舌质紫黯，脉弦涩。

4. 气血亏虚：肩部酸痛麻木，肢体软弱无力，肌肤不泽，神疲乏力；或局部肌肉挛缩，肩峰突起。舌质淡，脉细弱无力。

【经典方剂】

贴敷疗法 1

贴敷部位：患处。

药物组成：斑蝥适量。

制备方法：将斑蝥研为极细末，密贮备用。

操作规程：在贴敷之前，先使用一块 1 寸左右见方的胶布，在中央剪一个小孔，大小如黄豆。将这个胶布贴在所需的穴位上，然后取适量的斑蝥粉放在剪孔上。最后，在上边盖上一块胶布固定即可。

操作间隔：贴敷 0.5 ~ 2.5 小时，若出现水疱，须抽出液体，外用消毒纱布包扎，防止感染。

主治：肩周炎。

贴敷疗法 2

贴敷部位：肩髃、肩髎、曲池。

药物组成：葱汁、蒜汁、姜各 300 毫升，凤仙花汁 100 毫升，米醋 300 毫升。

制备方法：上药放锅内加热，熬至极浓时，加入牛皮胶 120 克溶化，再入小麦面 60 克搅匀，略熬成膏，备用。

操作规程：用法贴敷时取胶布数块，再取药膏适量摊于中央，分别贴敷在肩髃、肩髎、曲池等穴位上。

操作间隔：每日贴敷 1 次。

主治：肩周炎。

贴敷疗法 3

贴敷部位：患处。

药物组成：生草乌、生川乌、乌附片、生天南星、干姜各 10 克，樟脑 15 克，细辛、丁香各 8 克，肉桂、吴茱萸各 6 克。

制备方法：将上药共研细末，用蜂蜜调制，每丸 4 克左右，视疼痛面积取适量药丸捣烂，与 500 毫升以上酒精兑调成糊状。

操作规程：先用酒精搽洗患部到发热，然后将药糊平摊于消毒纱布上，贴敷患处，外用胶布固定。

操作间隔：隔日 1 换，7 次为 1 个疗程。

主治：肩周炎。

贴敷疗法 ④

贴敷部位：肩井、肩髎、中府或阿是穴。

药物组成：白花蛇 1 条，麝香 1.5 克，乳香、没药、冰片各 6 克，肉桂 30 克。

制备方法：先将白花蛇、乳香、没药、肉桂焙黄研细，再加入冰片、麝香，混匀制成麝香蛇香散，装入干净瓶内密封以备用。

操作规程：取麝香蛇香散适量撒在肩井、肩髎、中府或阿是穴上（直径 1.5 ~ 2 厘米，厚度 3 ~ 4 毫米），用伤湿止痛膏固定。

操作间隔：2 ~ 3 日换药 1 次，5 次为 1 个疗程。

主治：肩周炎。

贴敷疗法 ⑤

贴敷部位：肩髎、曲池、天宗穴。

药物组成：络石藤 1 千克，桑寄生 200 克，当归 40 克，全蝎、土鳖虫、独活、肉桂、黑附子各 20 克，干姜 15 克，乳香、没药各 30 克，冰片 6 克，桑枝 1 握。

制备方法：除了络石藤、当归、桑枝和冰片，将其他药物混合并稍微炒制。然后加入冰片，粉碎并过筛得到药末。接下来，将络石藤、当归和桑枝加水煎煮两次，取出煎液并去掉残渣。将两次煎液合并并浓缩熬制，取出浓液并加入之前制备好的药末，调成膏状。

操作规程：分别贴敷在肩髎、曲池、天宗等穴位上。

操作间隔：每日贴敷 1 次。

主治：肩周炎。

腰椎间盘突出症

【疾病概述】

腰椎间盘突出症是一种常见疾病，可能会导致中枢神经和马尾神经受到压迫，从而引起腰腿部酸麻胀痛、行走和弯腰活动受限、起坐和睡卧困难，甚至可能导致大小便失禁。

【症状表现】

一般表现为劳累后腰痛，并伴随一侧或双侧下肢的放射痛和麻木。由于疼痛，患者可能会产生保护性的痉挛，导致站立时身体倾向一侧，行走困难，不愿迈步。在严重的情况下，可能会出现神经麻痹和肌肉瘫痪。

【辨证分型】

1. 风寒湿型：腰腿部冷痛，转侧困难，阴雨天症状加剧，舌淡苔白腻，脉沉紧。

2. 气血瘀滞型：腰背胀痛，痛无定处，或痛如针刺，拘挛麻木等，轻则俯仰不便，重则因痛剧不能转侧，拒按，舌有瘀斑，脉弦或涩。

3. 肾虚型：腰部酸痛乏力，喜按喜揉，足膝无力，遇劳更甚，卧则减轻，常反复发作。

【经典方剂】

贴敷疗法 1

贴敷部位：环跳、殷门、委中、承山。

药物组成：制川乌 200 克，赤芍 200 克，续断 200 克，泽兰 200 克，白芷 200 克，生南星 100 克。

制备方法：上药共研细末，过筛，用蜂蜜调匀。

操作规程：将药贴敷于患侧环跳、殷门、委中、承山。

操作间隔：5 天换药 1 次。连治 5 ~ 10 次。

主治：坐骨神经痛。

贴敷疗法 2

贴敷部位：患处。

药物组成：乳香 12 克，自然铜 6 克，大黄 10 克，黄连 20 克。

制备方法：上药共研细末，调拌凡士林。

操作规程：外贴敷患处。

操作间隔：隔日 1 次，连敷 10 ~ 30 次。

主治：腰椎间盘突出症（热痹）。

贴敷疗法 3

贴敷部位：腰部。

药物组成：藁本、续断、苏木各 30 克，防风、白芷、附子、川乌、草乌各 20 克，金毛狗脊、独活各 45 克。

制备方法：上药共研细末，用稀棉布制成棉布兜，将药粉铺在其中。

操作规程：日夜穿戴在腰部。

主治：腰椎间盘突出症（肾虚型及风寒痹证）。

贴敷疗法 4

贴敷部位：患处。

药物组成：透骨草、伸筋草各 30 克，苏木、海桐皮各 20 克，嫩桑枝、威灵仙各 15 克，红花、鸡血藤、白芷各 12 克，没药、川乌、草乌、秦艽、当归各 10 克。

制备方法：将上药装入纱布袋内，扎紧袋口，放入锅内，加清水 2000 毫升，煮沸后备用。

操作规程：用两条清洁毛巾轮流热敷患处，每条毛巾都要浸透药液。

操作间隔：每次 30 ~ 60 分钟，每日 1 或 2 次，7 天为 1 个疗程。

主治：腰椎病。

贴敷疗法 5

贴敷部位：患处。

药物组成：乳香、没药、川乌、草乌、当归各 30 克，红花、桑寄生、独活、狗脊、威灵仙、川芎各 15 克，肉桂 5 克。

制备方法：上药共研细末，装瓶备用。

操作规程：取药末适量，用白酒或 75% 酒精少许调为稀糊状，外敷患处，外以纱布覆盖，胶布固定。

操作间隔：每日换药 1 次，15 次为 1 个疗程。

主治：腰椎病。

颈椎病

【疾病概述】

颈椎病是颈椎退行性病变引起的颈肩痛、头痛、肢体麻痹等症状的总称，包括颈椎骨关节炎、增生性颈椎炎、颈神经根综合征和颈椎间盘脱出症。

【症状表现】

主要症状包括头颈手臂的酸痛、脖子僵硬，部分患者伴有头晕、恶心呕吐，或一侧面部发热、出汗异常。此外，有些患者会出现上肢无力、手指发麻、手握物无力，甚至不自觉地握物落地等症状。

【辨证分型】

1.风寒痹阻：颈部和肩部感到不适，活动范围受限，有时候手臂会感到麻木和寒冷，当遇到寒冷天气时，症状会加重。

2.劳伤血瘀：曾经有颈部或肩部受伤的病史，现在感到颈肩臂酸痛，手指会有麻木的感觉，特别是在劳累之后。当颈部活动时，会感到不舒适。

3.肝肾亏虚：颈部、肩部和手臂感到疼痛，四肢可能会感到麻木和乏力。同时，可能会伴有头晕、眼花、耳鸣和腰膝酸软等症状。

【经典方剂】

贴敷疗法 ①

贴敷部位：两足部颈椎反应区或压痛点、小结节、反应点。

药物组成：当归、红花、防风、威灵仙、片姜黄、羌活、透骨草各20克，冰片10克。

制备方法：先将前8味药共研细末，冰片单包备用。

操作规程：取药末20克，冰片2克，和匀，用米醋调为稀糊状，摊在2块8厘米×8厘米的布上，分别贴在两足部颈椎反应区或压痛点、小结节、反应点，用胶布固定。

操作间隔：每日换药1次，10天为1个疗程。

主治：颈椎病。

贴敷疗法 ②

贴敷部位：颈部或疼痛处。

药物组成：当归、生茜草、威灵仙、艾叶、透骨草各15克，川芎、赤芍、红花、雄黄、白矾、川乌、草乌、羌活各10克。

制备方法：上药共研细末，加白醋适量拌匀，装入布袋中备用。

操作规程：取药袋放入蒸笼中蒸热后，敷于颈部或疼痛处，外贴自热式柔性 TDP 灸疗贴。

操作间隔：每天热敷 1 小时，每天热敷 2 次，每剂药可使用 5 天。10 天为 1 个疗程，每个疗程之间休息 5 天，连续进行 2 ~ 3 个疗程。

主治：颈椎病。

贴敷疗法 ③

药物组成：当归、川芎、五加皮、桂枝、鸡血藤、三七各 30 克，地龙、全蝎、土鳖虫、红花、生川乌、生草乌各 20 克，蜈蚣 10 条。

制备方法：上药共研细末，加入 75% 酒精 2000 毫升中，密封浸泡 4 周即成。

操作规程：将消毒纱布剪成 5 厘米 ×5 厘米大小的布块，浸透药液后敷在项部正中，外敷塑料薄膜，面积略大于纱布块。然后，在外层贴上自热式柔性 TDP 灸疗贴。

操作间隔：每日 2 次，每次 20 分钟，7 天为 1 个疗程。

主治：颈椎病。

贴敷疗法 ④

贴敷部位：颈椎骨质增生处。

药物组成：白芍 30 克，丹参、当归各 20 克，制乳香、制没药各 15 克，甘草 10 克，葱须 3 茎，米醋 1000 毫升。

制备方法：将诸药择净，加入 5 厘米 ×5 厘米纱布块若干，与醋同煎 30 分钟备用。

操作规程：待药液冷却至 45℃ 左右，取出纱布块外敷于颈椎骨质增生处。外贴自热式柔性 TDP 灸疗贴。

操作间隔：每次热敷 30 分钟，每日 2 次，10 天为 1 个疗程。

主治：颈椎骨质增生。

贴敷疗法 ⑤

贴敷部位：阿是穴。

药物组成：葛根 20 克，羌活、桂枝、当归、土鳖虫、千年健、川椒、没药、大黄、血竭各 15 克，片姜黄、威灵仙各 30 克，儿茶、乳香各 10 克。

制备方法：将上述药方装入一个布袋中，扎紧袋口后放入清水（水量适中）中浸泡 10 分钟，然后开始煎熬 15 分钟左右，取出备用的药袋。

操作规程：用时将药袋放置痛处（阿是穴），加热水袋保温，每次热敷 1 ～ 2 小时。

操作间隔：每日 1 或 2 次为宜。每袋药可连续使用 3 ～ 5 天后再更换 1 次药料。

主治：颈椎综合征。

贴敷疗法 ⑥

贴敷部位：大椎、大杼、天柱、肩颈部患处。

药物组成：三棱 15 克，透骨草 15 克，徐长卿 15 克，伸筋草 15 克，当归 5 克，没药 5 克，乳香 5 克。

制备方法：上药共研细末，过筛，用姜汁调成糊状备用。

操作规程：贴敷于大椎、大杼、天柱、肩颈部患处，外加纱布包扎。

操作间隔：每 2 ～ 3 天换药 1 次。

主治：颈椎病、颈肩部肌筋膜炎。

腰痛

【疾病概述】

腰痛是指因外感、内伤或挫闪导致腰部气血运行不畅，或失于濡养，引起腰脊或脊旁部位疼痛为主要症状的一种中医病症。

【症状表现】

腰痛表现为腰部及臀腿疼痛,酸痛、胀痛、钝痛或刺痛,久坐、长时间行走或站立后疼痛加剧,翻身后疼痛减轻,伴消化不良、食欲差、恶心、头晕、失眠等神经官能性症状。

【辨证分型】

1.寒湿证:腰冷痛、沉重,活动不利,卧后起床不舒,阴雨寒冷天发作或加剧,苔白腻,脉沉或濡。

2.湿热证:腰痛有灼热感,或有叩击痛,口苦、烦热,小便黄赤,或有尿频、尿急、尿痛症状,苔黄腻,脉濡数。

3.瘀血证:腰痛如刺如锥如折,痛有定处,俯仰不利、拒按,或有血尿,舌质正常或紫黯,有瘀斑,脉涩不利。

4.肾虚证:面色㿠白,四肢不温,畏寒怕冷,小便清长,舌质淡滑,苔薄白,脉沉细。

【经典方剂】

贴敷疗法 ①

贴敷部位:命门。

药物组成:鲜丝瓜子60克。

制备方法:上药捣烂。

操作规程:敷命门,外以纱布覆盖,胶布固定。

操作间隔:每天换药1次

主治:湿热腰痛证。

贴敷疗法 ②

贴敷部位:患处。

药物组成:骨碎补、鸡血藤各50克,杜仲、威灵仙、当归、红花、白芷各20克。

制备方法：上药共研细末，备用。

操作规程：用酒调敷患处，外以纱布覆盖，热敷。

操作间隔：每日 1 次，每次 2 小时。

主治：慢性腰痛。

贴敷疗法 ③

贴敷部位：患处。

药物组成：干姜 50 克，苍术 10 克，当归 15 克。

制备方法：上药研末，用 95% 的酒精调糊状。

操作规程：将敷料敷于疼痛最显处，并用纱布固定。然后使用装有 2 只 60 ~ 100 瓦白炽灯泡的烤箱进行烘烤，灯泡与敷料之间的距离约为 2 ~ 3 寸。

操作间隔：每日 1 次，每次 20 ~ 40 分钟。

主治：寒湿腰痛症。

贴敷疗法 ④

贴敷部位：肾俞穴、腰眼穴和腰部疼痛点。

药物组成：生川乌、生草乌各 15 克，食盐、醋各少许。

制备方法：将生川乌、生草乌一起研成细末。

操作规程：用食盐和醋调成膏状。将此药膏敷在肾俞、腰眼穴和腰部的疼痛点，用塑料薄膜覆盖，胶布固定。

操作间隔：每日换药 1 次。

主治：寒湿型腰痛。

贴敷疗法 ⑤

贴敷部位：患处。

药物组成：熟地、山药、菟丝子、牛膝、当归、黑豆各等量。

制备方法：将上述药物一起炒热，用布包裹数层。

操作规程：将此药包贴在患处熨半个小时。

操作间隔：每天用药 1 次。

主治：肾虚型腰痛。

贴敷疗法 6

贴敷部位：患处。

药物组成：独活、防风、杜仲、牛膝、威灵仙、香附、当归、延胡索及桑寄生各等量。

制备方法：将上述药物一起炒热，用布包裹数层。

操作规程：将此药包贴在患处熨半个小时，药冷即重新加热。

操作间隔：每天用药 1 ~ 2 次，每剂药可连续用 3 ~ 5 天。

主治：寒湿型腰痛。

腰肌劳损

【疾病概述】

腰骶部肌肉、筋膜、韧带等软组织的慢性损伤，导致局部产生无菌性炎症，引发腰骶部一侧或两侧的弥漫性疼痛，这是慢性腰腿痛中常见的一种疾病。

【症状表现】

主要临床表现为长期腰痛，反复发作，腰部酸痛不适，劳累后或寒冷阴雨日疼痛会加重。

【辨证分型】

1.寒湿型：腰冷痛、沉重，转侧不利，静卧不减，阴雨天加剧，苔白腻，脉沉紧。

2.湿热型：腰部热痛，炎热或阴雨天加重，活动后减轻，尿赤，苔黄腻，脉濡数。

3.气血瘀滞型：腰背胀痛，痛无定处，如针刺、拘挛麻木，轻则俯仰不便，重则因痛剧不能转侧，拒按，舌有瘀斑，脉弦或涩。

4.肾虚型：腰部酸痛乏力，喜按喜揉，足膝无力，劳更甚，卧则减轻，反复发作。

【经典方剂】

贴敷疗法 ①

贴敷部位：患处。

药物组成：葱白30克，大黄6克。

制备方法：将上药捣烂、炒热。

操作规程：外敷痛处。

操作间隔：每日2次。一般用药10～15日显效。

主治：腰肌劳损之腰痛。

贴敷疗法 ②

贴敷部位：患处。

药物组成：骨碎补2500克，威灵仙、川杜仲、鸡血藤各500克、红花、当归、白芷各250克。

制备方法：上药烤干，研粉。取250克，加少许水湿润，炒热，另加米酒150毫升搅匀，装于规格为30厘米×20厘米的布袋内。

操作规程：敷于腰痛部位，再放上热沙袋。

操作间隔：每次2小时，每日1次，7日为1个疗程。每袋药粉可连用7日，每日加米酒炒热后再用。

主治：腰肌劳损之腰腿痛。

贴敷疗法 ③

贴敷部位：患处。

药物组成：干姜 20 克，当归 15 克，苍术 10 克，95% 酒精适量。

制备方法：干姜、当归、苍术共研细末，用酒精调成糊状。

操作规程：外敷患处，然后用 100 瓦白炽灯烘烤 20 ~ 40 分钟。

操作间隔：每日 1 次。一般用药 15 ~ 20 日可见效。

主治：慢性腰肌劳损。

贴敷疗法 ④

贴敷部位：患处。

药物组成：独活、防风、杜仲、牛膝、续断、香附、当归、延胡索、桑寄生、威灵仙各 20 克。

制备方法：上药共研粗末，炒热用布包裹．

操作规程：趁热敷于患处。

操作间隔：每次 30 分钟，每日 1 ~ 2 次，每剂药可连用 3 ~ 5 日。一般用药 2 ~ 3 周可获显效。

主治：慢性腰肌劳损。

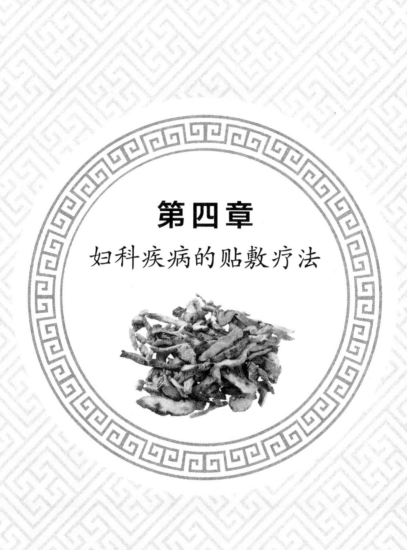

第四章

妇科疾病的贴敷疗法

痛经

【疾病概述】

痛经是指女性在月经期间或月经前后，出现周期性的腰腹疼痛或其他不适，严重影响到日常生活和工作，甚至可能导致痛症昏厥。

【症状表现】

在月经期间及其前后，女性可能会出现下腹部痉挛性疼痛，同时伴有全身不适，如恶心、呕吐、冷汗、手足厥冷，甚至昏厥等症状。

【辨证分型】

1. 肾气亏损：先天肾气不足或房劳多产，或久病虚损导致肾虚，精亏血少，冲任不足，经行血泄，胞脉失养，故痛经。

2. 气血虚弱：体质虚弱，气血不足，或病后气血耗伤，或脾胃虚弱导致化源不足，气虚血少，经行血泄，冲任气血更虚，胞脉失养，故痛经。

3. 气滞血瘀：素性抑郁或忿怒伤肝，导致肝郁气滞，气滞血瘀，或经期产后余血内留，蓄而成瘀，瘀滞冲任，血行不畅，经前经时气血下注冲任，胞脉气血更加壅滞，故痛经。

4. 寒凝血瘀：经期产后感受寒邪，或过食寒凉生冷，导致寒客冲任与血搏结，以致气血凝滞不畅，经前经时气血下注冲任，胞脉气血更加壅滞，故痛经。

5.湿热蕴结：素有湿热内蕴，或经期产后感受湿热之邪与血搏结，稽留于冲任、胞宫，以致气血凝滞不畅，经行之际气血下注冲任，胞脉气血更加壅滞，故痛经。

【经典方剂】

贴敷疗法 ①

贴敷部位：神阙。

药物组成：白芷8克，五灵脂15克，炒蒲黄10克，盐5克。

制备方法：上药共研细末。

操作规程：将3克药末敷于肚脐内，上面放置生姜片，然后用艾炷进行2～3壮的灸法，直到肚脐内有热感为止。最后，用胶布将药末固定。

操作间隔：于经前5～7天，月经结束则停用。

主治：寒凝瘀阻之痛经。

贴敷疗法 ②

贴敷部位：下腹部。

药物组成：益母草、丹参、桃仁、红花、丹皮、木通各40克，当归、川芎、木香、香附、茴香、蒲公英各60克。

制备方法：上药共研成末，分为3份。

操作规程：将一份药末与米醋混合搅拌至润而不渗的程度，然后装入预先做好的布袋中，布袋大小以适合患者身体为宜。布袋应覆盖从肚脐到耻骨的部位，左右两侧可达附件。

然后将装有药末的布袋放入锅中蒸煮至透热。蒸好后，将药袋敷在肚脐、少腹部位，并在药袋上加盖热水袋以助热保温。

操作间隔：每药用2日，每日早、晚各1小时。3份共用6天为1疗程。用药从行经前1天开始，经期不停药。

主治：痛经。

贴敷疗法 ③

贴敷部位：神阙。

药物组成：小茴香、干姜、延胡索、五灵脂、没药、川芎、当归、生蒲黄、肉桂、赤芍各等份。

制备方法：上药共研细末，装瓶备用。

操作规程：从经前 2 天开始，先用盐水洗净脐部，取药粉 30 克，以醋调成精状，敷于脐部，外用胶布固定。

操作间隔：2 日 1 换，连用 3 次，下次月经周期用法同上，5 个月为 1 个疗程。

主治：痛经。

贴敷疗法 ④

贴敷部位：神阙。

药物组成：全当归、大川芎、制香附、生蒲黄、赤芍、桃仁各 9 克，延胡索、肉桂各 12 克，琥珀 1.5 克。

制备方法：上药共研细末，装瓶备用。

操作规程：将适量的药末（约 3 克）与 30% 酒精混合搅拌成糊状，于经前 1 ~ 2 天或行经时敷于肚脐处，用纱布覆盖，并用橡皮膏固定。

操作间隔：每日换药 1 次（夏日可换 2 次），3 ~ 4 天为 1 个疗程。

主治：原发性痛经。

贴敷疗法 ⑤

贴敷部位：中极、肾俞、腰阳关。

药物组成：当归、白芍、延胡索、蒲桂心各 30 克，生姜、生地（均捣取汁存渣待用）各 1000 克，红花、没药（另研）各 15 克。

制备方法：将生姜渣和地黄渣分别炒干后，再将其与其他药材共研细末。随后，使用温水将药末调匀，并制作成圆形药饼。最后，将药饼分成 7 份，以备后续使用。

操作规程：用时取药饼分贴主穴（中极）和配穴（肾俞、腰阳关）。

操作间隔：每日换药 1 次。连用 1 周。

主治：气滞血瘀型痛经。

月经不调

【疾病概述】

月经不调是妇科的常见病和多发病，可有多种伴随症状，如疼痛、烦躁、周身不适等，病因可能是生殖系统器质性病变或功能异常。

【症状表现】

月经周期不规则，出血量或多或少，经期延长，淋漓不尽。同时，患者可能出现心烦易怒、睡眠不安、小腹胀痛等症状，大便有时干燥，有时溏稀。

【辨证分型】

1. 气虚：月经周期常常提前，经血色淡且质地稀薄，伴随着精神疲惫和肢体无力，腹部有空虚坠胀的感觉，食欲减退，大便溏稀。

2. 血虚：月经周期经常延迟，经血量少、色淡、质地稀薄，小腹有隐痛感，伴有头晕眼花、心悸少寐，面色苍白或萎黄。

3. 肾虚：月经周期或前或后，经血量少、颜色淡、质地稀薄，伴有头晕耳鸣，腰骶酸痛。

4. 气郁血瘀：月经来潮不畅，月经周期或前或后，经血量或多或少，色紫红或有血块，胸部、乳房有胀痛感，叹息可缓解不适。

5. 血热：月经周期提前，经血量多，色深红或紫红，质地黏稠，伴有心胸烦热、面红口干，大便干燥，难以排出。

6.血寒：月经周期延迟，经血量少，色黯红或有血块，小腹冷痛，得热痛减，伴有畏寒肢冷。

【经典方剂】

贴敷疗法 1

贴敷部位：神阙。

药物组成：桃仁、红花、当归、香附、白芍、肉桂、吴茱萸、小茴香、郁金、枳壳、五灵脂、蚕沙、蒲黄、熟地各10克。

制备方法：上药共研细末，并用酒调为糊状。

操作规程：使用时，取适量敷于神阙，外部使用纱布覆盖，使用胶布进行固定。

操作间隔：2日换药1次。一般用药7～10次即显效。

主治：月经不调，月经减少。

贴敷疗法 2

贴敷部位：百会。

药物组成：红蓖麻仁15克。

制备方法：将红蓖麻仁捣烂成膏。

操作规程：在百会（需剪去头发）上敷上药物，然后用绷带进行包扎，待出血停止后洗去药物。

操作间隔：一般敷药1次即见效。

主治：月经过多。

贴敷疗法 3

贴敷部位：神阙。

制备方法：上药共研细末，装瓶备用。

药物组成：鹿茸3克，当归9克，肉桂、白芍、红花、川芎、干姜各6克。

操作规程：每次取药末 3～5 克，填入脐孔，外以膏药贴封，再以胶布固定。

操作间隔：7 日换药 1 次，3 次为 1 个疗程。一般用药 2～3 个疗程可愈。

主治：月经不调期后期或先后不定期。

贴敷疗法 ④

贴敷部位：神阙及脐下。

药物组成：当归 30 克，川芎 15 克，白芍、五灵脂、延胡索（醋泡）、肉苁蓉、苍术、白术、乌药、小茴香、陈皮、半夏、白芷各 9 克，柴胡6 克，黄连、吴茱萸各 3 克。

制备方法：上药烘干，共研细末，过筛，装瓶备用。

操作规程：取适量药末，用米醋或白酒稍微调制成糊状，然后敷在肚脐及肚脐以下部位，外层覆盖塑料薄膜，用胶布进行固定。最后，将自热式柔性 TDP 灸疗贴贴在敷药的部位上。

操作间隔：每次 30 分钟，每日 2 或 3 次。

主治：月经不调。

贴敷疗法 ⑤

贴敷部位：神阙。

药物组成：理中丸 1 份，硫黄 1 份。

制备方法：将理中丸捣碎研末。

操作规程：取适量，加入等量硫黄，填入神阙，外以纱布覆盖，胶布固定。

操作间隔：每 3 日更换 1 次。

主治：月经过多，小腹冷痛。

贴敷疗法 ⑥

贴敷部位：神阙。

药物组成：桃仁、红花、当归、香附、白芍、肉桂、吴茱萸、小茴香、郁金、枳壳、乌药、五灵脂、蚕沙、蒲黄、熟地各等量。

制备方法：上药共研细末。

操作规程：酒调敷脐，外以纱布覆盖，胶布固定。

操作间隔：两日 1 换。

主治：月经过少。

带下病

【疾病概述】

带下病是指妇女阴道分泌物异常增多，伴有色、质、气味异常和局部或全身症状的一组疾病，常由阴道炎、宫颈炎、盆腔炎和妇科肿瘤引起。

【症状表现】

患者存在带下量过多，持续不断，伴有颜色、质地、气味等异常变化，同时出现面色萎黄、精神疲倦、乏力、腰酸腹冷、小腹坠胀、阴部瘙痒、小便短黄等全身和局部症状。

【辨证分型】

1.湿热下注：带下量多，如涕如脓，颜色黄绿或黄白，可能伴有血液，产生腥臭难闻的气味，阴部感到灼热瘙痒并伴有小腹疼痛，同时出现口苦咽干、小便短赤等症状。舌质呈现红色，舌苔黄腻，脉搏滑数或濡数。

2.脾虚湿困：带下量多，绵绵不断，质地或稀或稠，颜色白或淡黄，没有臭味。同时出现神疲乏力、少气懒言、纳少便溏、面色㿠白或萎黄等症状。舌质淡胖，可见齿痕，舌苔白腻，脉搏濡弱。

3.阳虚水泛：带下量多，质地稀薄如水，颜色白，微微有腥气。同时出现腰酸膝软、小腹冷痛喜暖、夜尿频多、小便清长、大便溏薄、面色晦暗、四肢不温等症状。舌质淡，舌苔薄白，脉搏沉迟。

4.阴虚内热：带下量并不多，质地稠，颜色黄或赤白相兼，没有臭味。同时出现阴部灼热干涩、五心烦热、两颧潮红、伴口燥咽干、失眠多梦等症状。舌质红润而少苔，脉细数。

【经典方剂】

贴敷疗法 ①

贴敷部位：神阙。

药物组成：苦参15克，黄柏15克，蛇床子15克，白鲜皮9克，苍术9克，白果9克，栀子9克，丹皮9克，冰片3克。

制备方法：上药研成细末，用清水调成糊状备用。

操作规程：取适量涂于穴位中，外以纱布覆盖，胶布固定。

操作间隔：每日1次。

主治：带下病属湿热下注者。

贴敷疗法 ②

贴敷部位：神阙。

药物组成：党参15克，白术15克，干姜10克，牡蛎6克，炙甘草6克，黄酒适量。

制备方法：上药研成细末，用黄酒炒热。

操作规程：取适量涂于穴位上，外以纱布覆盖，胶布固定。

操作间隔：每日1次。

主治：带下病属脾虚湿困者。

贴敷疗法 ③

贴敷部位：神阙、脾俞。

药物组成：薏苡仁 15 克，怀山药 12 克，茯苓 12 克，党参 10 克，白术 10 克，莲子肉 10 克，木香 6 克，芡实 6 克，炙甘草 3 克。

制备方法：将上述药物放入砂锅内加水浸泡，按中药煎制方法煎煮，去渣取液。

操作规程：将药液与面粉调和成糊状，制成药饼，趁热敷于穴位处，外以纱布覆盖，用胶带固定。

操作间隔：每日 1 次。

主治：带下病属脾虚湿困者。

贴敷疗法 ④

贴敷部位：神阙。

药物组成：白芥子 5 克，白果 3 克，白胡椒 3 克，白术 5 克，白扁豆 5 克。

制备方法：上药研成细末，用清水调成糊状。

操作规程：取适量填涂于脐部，外以纱布覆盖，胶布固定。

操作间隔：每日 1 次。

主治：带下过多。

贴敷疗法 ⑤

贴敷部位：神阙。

药物组成：丁香 5 克，胡椒 5 克，杏仁 5 克，硫黄 3 克，麝香 1 克，大枣 5 个。

制备方法：将大枣去核，其余药物研成细末，与大枣一同捣烂。

操作规程：取药泥制成药丸，填于穴位中，用胶布固定。

操作间隔：隔日一换。

主治：带下赤白者。

崩漏（功能性子宫出血）

【疾病概述】

崩漏是女性在非行经期间阴道突然大量出血或淋漓不断，其中大量出血称为"血崩"或"崩中"，少量出血称为"漏下"或"经漏"。

【症状表现】

崩漏表现为月经周期紊乱，出血时间延长，出血量多或淋漓不断，伴有面色不华、体乏无力、月经颜色异常、白带增多等症状。

【辨证分型】

1.肾阴虚证：月经非时出血，量少或多，血色鲜红，头晕耳鸣，腰膝酸软，手足心热，舌红苔少，脉细数。

2.肾阳虚证：月经非时出血，量多或淋漓不尽，色淡质稀，畏寒肢冷，腰痛如折，小便清长，大便溏薄，舌淡苔薄白，脉沉弱。

3.脾虚型：月经非时出血，量多如崩或淋漓不断，色淡质稀，神疲体倦，气短懒言，不思饮食，四肢不温，面浮肢肿，面色淡黄，舌淡胖苔薄白，脉缓弱。

4.血热型：月经非时出血，量多如崩或淋漓不断，血色深红或质稠，心烦少寐，渴喜冷饮，头晕面赤，舌红苔黄，脉滑数。

5.血瘀型：月经非时出血，量多或少淋漓不净，血色紫黯有块，小腹疼痛拒按，舌紫黯或有瘀点，脉涩或弦涩有力。

【经典方剂】

贴敷疗法 ①

贴敷部位：神阙。

药物组成：生地、地骨皮各 15 克，黄芩、黑栀子、炙龟甲、煅牡蛎各 12 克，丹皮 10 克。

制备方法：上药共研细末，备用。

操作规程：醋调如泥，敷于脐部，外以纱布覆盖，胶布固定。

操作间隔：每日换药 4 次。

主治：血热崩漏。

贴敷疗法 ②

贴敷部位：神阙。

药物组成：当归、川芎、肉桂、炙甘草各 15 克，蒲黄、乳香、没药、五灵脂各 7.5 克，赤芍 3 克，益母草 10 克，血竭 15 克（另研）。

制备方法：除了血竭之外的上药，全部研成细末，装瓶备用。同时，血竭也需要另外研磨备用。

操作规程：在需要使用时，取适量药末（约 20 ～ 30 克）与 0.5 克血竭混合搅拌均匀。然后加入热酒调和成厚膏状，将药膏贴在脐孔上，外以纱布覆盖，胶布固定。

操作间隔：每日换药 1 次，至出血干净方可停药。

主治：血瘀崩漏。

贴敷疗法 ③

贴敷部位：神阙、

药物组成：党参、白术、黑炮姜、乌贼骨各 15 克，甘草 6 克。

制备方法：上药共为细末。

操作规程：将药粉与醋混合搅拌至泥状，敷在脐部，然后用纱布覆盖，胶布固定。

操作间隔：每日换药 1 次。

主治：脾虚崩漏。

贴敷疗法 ④

贴敷部位：神阙。

药物组成：益智仁、沙苑子各 30 克，艾叶 6 克。

制备方法：上药共为细末。

操作规程：将药粉与醋混合搅拌至泥状，敷在脐部，然后用纱布覆盖，胶布固定。

操作间隔：每日换药 4 次。

主治：肾虚崩漏。

贴敷疗法 ⑤

贴敷部位：神阙。

药物组成：肉桂 3 克，吴茱萸 6 克，当归 9 克，干姜 6 克，艾叶 6 克，延胡索 9 克，沉香 3 克，香附 6 克，小茴香 6 克。

制备方法：上药共研细末，装入双层纱布袋中。

操作规程：敷脐部，绷带固定，另用外贴自热式柔性 TDP 灸疗贴。

操作间隔：1 日 3 次，每次 30 分钟。

主治：子宫出血。

贴敷疗法 ⑥

贴敷部位：神阙。

药物组成：益智仁、沙苑子各 20 克，艾叶 30 克。

制备方法：益智仁、沙苑子研末。

操作规程：以艾叶煎汁后调敷脐上。

操作间隔：每 6 小时换药 1 次，5 日为 1 个疗程。

主治：功能性子宫出血。

贴敷疗法 ⑦

贴敷部位：神阙。

药物组成：食盐、蒲黄炭各 10 克，艾炷适量。

制备方法：将食盐和蒲黄炭混合拌匀，贮存备用。

操作规程：取适量上述药物，填满患者的肚脐孔，使其稍微高出皮肤表面。接着将艾炷置于药面上，点燃后进行灸疗。

操作间隔：一般灸 1 ～ 2 次方可奏效。

主治：功能性子宫出血。

更年期综合征

【疾病概述】

更年期综合征是 45 ～ 5 岁女性因卵巢功能衰退导致的生理和心理改变，出现自主神经功能紊乱的一组综合征，中医称为"绝经前后诸证"。

【症状表现】

本病以易怒、易哭、烘热汗出、五心烦热、眩晕耳鸣、健忘、心悸不眠、月经紊乱、关节疼痛为主要临床表现。

【辨证分型】

1. 心肾不交：心悸、失眠、多梦、潮热汗出、五心烦热、情绪波动大、腰膝酸软、头晕耳鸣。

2. 肝肾阴虚：头晕、心烦、易怒、潮热汗出、五心烦热、胸闷胁胀、腰膝酸软、口干舌燥、尿少便秘。

3. 脾肾阳虚：头昏脑涨、忧郁善忘、脘腹满闷、嗳气吞酸、呕恶食少、神疲倦怠、腰酸肢冷、肢体浮肿、大便溏稀。

【经典方剂】

贴敷疗法 ①

贴敷部位：大椎、期门。

药物组成：夏枯草60克，麻油适量。

制备方法：将夏枯草捣烂如泥，加入麻油调拌，备用。

操作规程：取适量药泥，分别贴敷在选取的穴位处，外以纱布覆盖，胶布固定。

操作间隔：每日换药1次。

主治：更年期综合征。

贴敷疗法 ②

贴敷部位：中脘、心俞。

药物组成：香附12克，枳实10克，葱白30克，樟脑3克，蜂蜜或鸡蛋清适量。

制备方法：前4味药共研细末，加入蜂蜜或鸡蛋清调拌成糊状，备用。

操作规程：取适量药糊，分别贴敷在选取的穴位上，外以纱布覆盖，胶布固定。

操作间隔：每日换药1次。

主治：更年期综合征。

贴敷疗法 ③

贴敷部位：两胁肋部。

药物组成：野菊花80克。

制备方法：将野菊花捣烂成糊状，备用。

操作规程：将药糊贴敷在两胁肋部。

操作间隔：每日换药1次。

主治：更年期综合征。

乳腺增生

【疾病概述】

乳腺增生是一种良性增生性疾病，既非炎症又非肿瘤，包括单纯性乳腺增生、乳腺腺病和乳腺囊性增生病等多种表现形式。

【症状表现】

乳腺增生以乳房胀痛和肿块为主，周期性加重，月经前明显，多发性，可推动，与周围组织界限不清，月经后缩小，无腋窝淋巴结肿大，可伴有乳头溢液。

【辨证分型】

1.肝郁气滞：乳房内可触及大小不等的结节肿块，伴有经前乳房胀痛、胸胁胀满、烦躁易怒，且病情随情绪变化而波动。舌质微红、苔薄白，脉象弦数。

2.痰阻血瘀：乳房内可触及大小不等的结节肿块，疼痛轻微或无痛，胸腹满闷，恶心不舒，食少纳呆，患者通常身形肥胖，舌苔厚腻，脉象弦滑。

【经典方剂】

贴敷疗法 1

贴敷部位：乳房患部。

药物组成：青皮 120 克，米醋 1000 毫升。

制备方法：将青皮用米醋浸泡一个昼夜，然后晾干，放在火上烤焦，研为细末，最后用冷水调成糊状。

操作规程：敷在患处，外用纱布盖住，再用胶布固定。

操作间隔：每日 1 ~ 2 次。

主治：乳腺增生病。

贴敷疗法 ②

贴敷部位：乳房患部。

药物组成：瓜蒌、连翘、川芎、香附、红花、泽兰、桑寄生、大黄、芒硝、丝瓜络、鸡血藤各 30 克。

制备方法：将药末研粗，装入两个白布袋中，大小以覆盖乳房为宜。

操作规程：将药袋蒸热后外敷乳房患部，交替使用两个药袋。药袋不宜过热，以免烫伤。在药袋上撒些乙醇或烧酒，每次热敷半小时。用完后，药袋用塑料薄膜包好，留待下次使用。

操作间隔：每次敷 8 小时（冷了再炒），每日 1 次，本方可连续热敷 10 次左右。

主治：乳房肿块。

贴敷疗法 ③

贴敷部位：乳房患部。

药物组成：细辛、浙贝母各 30 克，当归尾、川芎、连翘、赤芍、荔枝核、乳香、木香、皂角刺各 60 克。

制备方法：上药共研细末，装瓶备用。

操作规程：取药适量，用陈醋少许调为糊状，外敷患处，上盖纱布，胶布固定。同时配合使用热水袋外敷。

操作间隔：每次热敷时间为 30 分钟，每天热敷 2 次。如果药袋变干，可以再滴些醋。每隔 5 天更换新的药袋。在月经前 10 天开始热敷，月经来临时停止。连续应用 4 ~ 6 个月经周期。

主治：乳腺小叶增生。

贴敷疗法 ④

贴敷部位：乳房患部。

药物组成：香附 120 克，陈酒和米醋各 20 毫升。

制备方法：上药共研细末，和匀，装瓶备用。

操作规程：用时每取药末适量，用凡士林调和成软膏状，外敷患处。

操作间隔：每日一换，连敷 5 日，休息 1 日，连用 30 天为 1 个疗程。

主治：乳腺增生症。

贴敷部位：阿是穴。

药物组成：当归 100 克，川乌 60 克，细辛 60 克，山慈菇 60 克，三棱 60 克，白芥子 60 克，白芷 50 克，樟脑 30 克，植物油 500 克，黄丹 250 克。

制备方法：除了樟脑，将其他药物研成粉末，按照制作膏药的方法，加入植物油熬制，直到滴水成珠。然后加入樟脑，用黄丹收膏，装入瓶中密封。

操作规程：用时取膏药适量，烘热，涂于牛皮纸或棉布上，分别贴于穴位处。

操作间隔：每日或隔日换药 1 次。

主治：乳腺增生症。

贴敷疗法 ⑤

贴敷部位：阿是穴。

药物组成：山慈菇 50 克，白芷 30 克，鹿角胶 30 克，通草 30 克，血竭 30 克，麝香 1 克，植物油 500 克，黄丹 250 克。

制备方法：将鹿角胶融化，除麝香外，将其他药物研磨成细粉。然后，将这些细粉和植物油一起按照制作膏药的方法熬制，直到滴水成珠。最后，加入黄丹收膏，装入瓶中并密封。

操作规程：用时取膏药适量，烘热，涂于牛皮纸或棉布上，均匀撒上麝香粉，分别贴于穴位处。

操作间隔：每日或隔日换药 1 次。

主治：乳腺增生症。

不孕症

【疾病概述】

不孕症是指已婚夫妇在无避孕措施的情况下，正常性生活两年以上仍未受孕的病症。

【症状表现】

长期存在月经不规律、痛经、白带异常、腹部疼痛等问题，同时非哺乳期出现乳汁溢出现象。

【辨证分型】

1. 肾阳虚证：月经量少，色淡如水，或月经稀疏甚至闭经，面色昏暗无光，腰膝酸软无力，小便清长，大便溏稀。舌质淡白，苔薄白，脉象沉迟无力。

2. 肾阴虚证：月经量少，色红无血块，或月经尚正常，但形体消瘦，腰膝酸软无力，头昏眼花，心悸失眠，性情急躁易怒，口干舌燥，手足心热。舌质偏红，苔少，脉象细数。

3. 肝郁证：月经周期不定，月经来潮时行而不畅，量少色黯有血块，经前乳房胀痛，精神抑郁，烦躁易怒。舌质正常或黯红，苔薄白，脉弦。

4. 痰湿证：女性形体肥胖，月经来潮延后甚至闭经，带下量多，质黏稠如痰，面色苍白无华，头晕心悸，胸闷恶心。舌苔白腻，脉象滑。

5.气滞血瘀证：月经量少，色紫黑有血块，或痛经剧烈难忍，平时少腹疼痛拒按，舌质紫黯或有紫点。脉象细弦或涩。

【经典方剂】

贴敷疗法 1

贴敷部位：神阙。

药物组成：五灵脂、白芷、食盐各6克，麝香0.3克，面粉适量，艾炷适量（如黄豆大）。

制备方法：前3味药共研细末，入麝香同研和匀，装瓶备用。

操作规程：首先，取30克面粉与水调和制作成面条。然后，将面条绕着肚脐四周放置。接下来，取药末填满脐中。最后，以艾炷点燃置于药末上灸之，直到脐中有温暖感觉后停灸。

操作间隔：每隔3天填药艾灸1次，10次为1个疗程。

主治：子宫寒冷，冲任失调及不孕症。

贴敷疗法 2

贴敷部位：下体体表部位。

药物组成：川乌、水蛭、红花、肉桂各10克，威灵仙、乳香、没药、路路通各20克，透骨草、丹参各30克，鸡血藤、皂角刺各15克。

制备方法：上药共研细末，装入长条形布袋中，备用。

操作规程：将布袋隔水蒸20分钟，撒少许黄酒，于月经干净后贴敷于下体体表部位。

操作间隔：每日1次，1剂用3日，一般连用3～9个月可受孕。

主治：输卵管阻塞而引起的不孕症。

贴敷 1 疗法 3

贴敷部位：关元、三阴交。

药物组成：延胡索、五加皮、乳香、白芍、杜仲各10克，菟丝子、川芎、女贞子各 20 克。

制备方法：上药共研细末，用凡士林适量调和成软膏状备用。

操作规程：取药膏适量，敷于关元、三阴交（双侧）上，外以纱布覆盖，胶布固定。

操作间隔：每日换药 1 次。

主治：不孕症。

贴敷疗法 ④

贴敷部位：关元。

药物组成：生附子、芒硝、透骨草、桂枝各 60 克，紫丹参 120 克，吴茱萸、小茴香各 50 克，路路通、艾叶各 30 克。

制备方法：上药共研细末，用白酒浸透并拌匀，装入一个 20 厘米 ×8 厘米的纱布袋中，并将袋口缝好以备用。

操作规程：将药袋放入蒸笼中蒸煮 1 小时，取出后用干毛巾包住，放在关元上，保温热敷 60 分钟。月经周期的第一天开始放置，每晚使用一次。

操作间隔：连放 15 天，3 个月为 1 个疗程。

主治：不孕症。

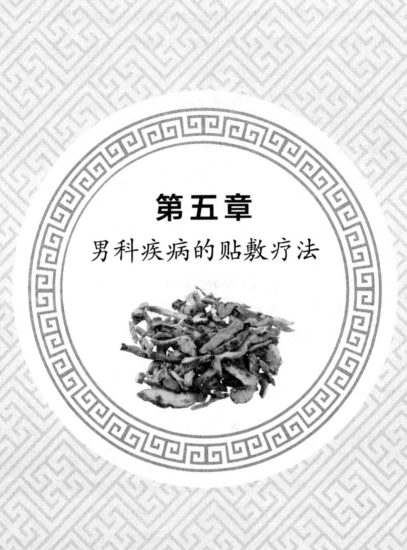

第五章

男科疾病的贴敷疗法

遗精

【疾病概述】

遗精是指成年男子在非性交或手淫的情况下，精液自然流出的情况。中医又常将遗精称为失精、精时自下、漏精、溢精、精漏、滑精等。

【症状表现】

已婚男性在无性交或手淫情况下，每周遗精一次以上，或未婚成年男性频繁遗精每周超过两次，并伴有其他不适症状，如头昏、耳鸣、健忘、心悸、失眠、腰酸、精神萎靡等。

【辨证分型】

1.肾虚不固：频繁遗精，甚至滑精，面色少华，头晕目眩，耳鸣，腰膝酸软，畏寒肢冷，舌淡苔薄白，脉沉细而弱。

2.心脾两虚：因思虑过多或劳倦导致遗精，心悸怔忡，失眠健忘，面色萎黄，四肢倦怠，食少便溏，舌淡苔薄，脉细弱。

3.阴虚火旺：梦中遗精，夜寐不宁，头昏头晕，耳鸣目眩，心悸易惊，神疲乏力，尿少色黄，舌尖红苔少，脉细数。

4.湿热下注：梦中遗精频作，尿后有精液外流，小便短黄混浊且热涩不爽，口苦烦渴，舌红苔黄腻，脉滑数。

【经典方剂】

贴敷疗法 ①

贴敷部位：神阙。

药物组成：鲜紫花地丁 30 克。

制备方法：将鲜紫花地丁捣如泥。

操作规程：敷于脐中，覆盖塑料薄膜，外用胶布固定。

操作间隔：每日 1 次，至愈为止。

主治：湿热下注型遗精。

贴敷疗法 ②

贴敷部位：神阙。

药物组成：龙骨、海螵蛸、五倍子各 10 克。

制备方法：上药共研磨细末，然后用水调和，制成药丸，大小如枣核。

操作规程：每晚临睡时敷脐中，外用胶布固定，晨起除去。

操作间隔：每夜 1 次，10 次为 1 个疗程。一般用药 1～2 个疗程可愈或显效。

主治：肾气亏损之滑精。

贴敷疗法 ③

贴敷部位：神阙。

药物组成：黄柏 20 克，知母 20 克，茯苓 20 克，枣仁 20 克，五倍子 50 克，蜂蜜适量。

制备方法：上药共研细末。

操作规程：用蜂蜜调成糊状，制成药饼，放于穴位上，外以纱布覆盖，胶布固定。

操作间隔：每日 1 次，10 次为 1 疗程。

主治：遗精属肝火亢盛者。

贴敷疗法 ④

贴敷部位：涌泉。

药物组成：牡蛎 30 克，芡实 30 克，龙骨 30 克，沙苑子 30 克，补骨脂 20 克，五味子 20 克，龟甲 20 克，菟丝子 15 克，米醋适量。

制备方法：上药研成细末。

操作规程：用米醋调成糊状，取适量涂于穴位上，外以纱布覆盖，胶布固定。

操作间隔：每日 1 次，7 次为 1 疗程。

主治：遗精属脾肾阳虚者。

贴敷疗法 ⑤

贴敷部位：肾俞。

药物组成：生地 20 克，白芍 20 克，川芎 20 克，酒炒黄柏 20 克，蜜炒知母 20 克，姜汁炒黄连 20 克，栀子 20 克，炮姜 20 克，山萸肉 20 克，煅牡蛎 20 克，麻油适量，黄

丹适量。

制备方法：上药研成细末，并按照膏药的制作方法与麻油一同熬制，直到滴水成珠。然后使用黄丹收膏，装瓶密封。

操作规程：用时取膏药适量，烘热，涂于牛皮纸或棉布上，分别贴于穴位处。

操作间隔：每日或隔日换药 1 次。

主治：遗精属阴虚火旺者。

贴敷疗法 ⑥

贴敷部位：膻中。

药物组成：黄连 10 克，肉桂 10 克，养心安神膏适量。

制备方法：将黄连与肉桂研成细末。

操作规程：掺入养心安神膏中，取适量涂于穴位处，外以纱布覆盖，

胶布固定。

操作间隔：每日 1 次，10 次为 1 疗程。

主治：遗精属心肾不交者。

贴敷疗法 7

贴敷部位：神阙。

药物组成：金樱子 10 克，芡实 6 克，煅牡蛎 10 克，刺猬皮 10 克，龟甲 3 克，女贞子 3 克，旱莲草 3 克。

制备方法：上药研成细末。

操作规程：用清水调成糊状，取适量填于脐中，外以纱布覆盖，胶布固定。用炒热的盐粒袋热敷。

操作间隔：每日 1 次，每次 30 分钟。

主治：遗精属肾阴虚者。

阳痿

【疾病概述】

阳痿是指成年男子在性交过程中，由于阴茎痿软不举或举而不坚，导致无法进行正常性生活的病症。

【症状表现】

以阴茎痿软不起，性交时举而不坚，或不能持久为主，常伴有遗精、早泄等症状。同时可能伴有神疲乏力、腰酸膝软、头晕耳鸣、畏寒肢冷、阴囊阴茎冷缩、局部冷湿、精液清稀冰冷、精少或精子活动力低下、会阴部坠胀疼痛、小便不畅、滴沥不尽、小便清白、频多等症状。

【辨证分型】

1.命门火衰：性功能减弱，精子质量低下，手脚冰凉，面色苍白，头晕耳鸣，腰膝酸软，夜尿频繁。

2.心脾亏虚：性欲减退，心慌失眠，精神疲惫，面色萎黄，食欲不振，大便溏稀，舌质淡苔薄白，脉细弱。

3.肝郁不舒：性欲低下，胸胁胀痛，脘腹不适，情绪抑郁。

4.惊恐伤肾：性功能减退，心慌胆小，易受惊吓，夜梦纷多。

5.湿热下注：阴茎痿软，阴囊潮湿瘙痒，小便赤痛，胁腹胀满，肢体困倦，恶心口苦。

【经典方剂】

贴敷疗法 ①

贴敷部位：神阙。

药物组成：急性子、蛇床子、菟丝子各等量，熟附子3克，麝香0.3克。

制备方法：先将前4味药研末，加入麝香再研至极细末，以黄酒调和成糊。

操作规程：分别涂于神阙、曲骨，外以纱布覆盖，胶布固定。

操作间隔：每天换药1次，一般15日为1个疗程。

主治：阳痿。

贴敷疗法 ②

贴敷部位：神阙。

药物组成：鹿茸、麋茸各60克（浸捣），肉苁蓉、五味子、茯苓、山药、龙骨、沉香各60克，熟地60克，麝香少许。

制备方法：上药10味，共研末为丸如弹子大。

操作规程：每次使用1粒药丸，研碎后混合麝香膏，贴在肚脐上。。

操作间隔：每晚1次。

主治：阳痿、遗精。

贴敷疗法 ③

贴敷部位：神阙。

药物组成：小香炮姜各5克，食盐、人乳汁（或蜂蜜、鸡血）各适量。

制备方法：小茴香、炮姜共研为细末，加食盐，用人乳汁（蜂蜜或鸡血代）调和。

操作规程：敷贴肚脐，外用胶布固定。

操作间隔：5～7日换药1次。一般敷药3～5次见效。

主治：阳痿不举。

贴敷疗法 ④

贴敷部位：膻中、关元。

药物组成：生地、熟地、山药、山茱萸各120克，牡丹皮、泽泻、茯苓、锁阳、龟甲各100克，牛膝、枸杞子、党参、麦冬各60克，天冬、知母、盐炒黄柏、五味子、肉桂各30克，香油3000克，黄丹500克。

制备方法：将前18味药用香油熬，去渣，加黄丹收膏。

操作规程：敷于膻中、关元。

操作间隔：5日换药1次。一般贴药3～4次即获良效。

主治：肾阳不足之阳痿。

贴敷疗法 ⑤

贴敷部位：气海、关元、肾俞。

药物组成：当归、生马钱子、党参、桂枝、小茴香、片姜黄、麻黄、紫丹参各等份。

制备方法：上药共研细末，每个纱布药袋装入药末500克备用。

操作规程：取药袋敷于气海、关元或肾俞（双侧）上，用松紧带固定。

操作间隔：每48小时更换1次。

主治：阳痿。

前列腺炎

【疾病概述】

前列腺炎主要由革兰氏阴性菌引起，包括葡萄球菌、链球菌、淋球菌、支原体、衣原体等致病菌。前列腺炎分为急性细菌性前列腺炎、慢性细菌性前列腺炎和非细菌性前列腺炎。

【症状表现】

急性前列腺炎的症状包括突然发热、恶寒、尿频、尿急和尿痛，以及会阴部和肛门部的疼痛。慢性前列腺炎的临床表现多种多样，包括尿频、尿急、尿分叉、滴沥不尽、滴白、尿道口红肿、阴囊潮湿、耻骨胀痛、少腹胀痛和腹股沟胀痛等。

【辨证分型】

1. 湿热蕴结型：尿频、尿急、尿道烧灼刺痛，尿黄、尿血，全身寒战，会阴部坠痛，大便干结，口中干苦而黏，舌红苔黄腻，脉滑数。

2. 热毒炽盛型：会阴部红肿热痛，脓血尿，尿道灼痛，高热，尿少尿闭，腰腹胀痛，口渴喜饮，大便秘结，里急后重，舌红苔黄，脉弦而数。

3. 瘀血阻络型：会阴部刺痛明显，痛引睾丸、阴茎、少腹或腰部，眼眶黧黑，小便滴沥刺痛，舌质紫或有瘀斑，脉涩。

4. 脾虚下陷型：终末尿滴白，尿意不尽，尿后余沥，劳累后加重，会阴部坠胀，神疲乏力，面色少华，纳差，心悸自汗，舌淡胖，脉细而软。

5. 气血瘀滞型：少腹、腰骶、会阴、睾丸坠胀隐痛，小便滴沥涩痛，排尿不畅，或有血尿、血精，舌质黯红或有瘀斑、瘀点，苔薄白，脉弦细或沉涩。

6. 阴虚火旺型：小便时清时浊，频数余沥，终末尿滴白或见血精，尿道热涩疼痛，伴腰膝酸软、失眠多梦、五心烦热，或见阳痿遗精、大便干结或潮热盗汗，舌质红少苔，脉细数。

7. 肾阳不足型：小便浑浊或频数清长、余沥不尽、尿道白色分泌物较多，腰膝酸软，畏寒肢冷，或早泄阳萎、五更泄泻，舌淡胖边有齿痕，脉沉细。

8. 肾虚阳衰型：尿道口滴白量多，遇劳更甚，夜尿频数，伴腰膝酸软，面色苍白，畏寒肢冷，神疲乏力，阳痿早泄，舌质淡胖，苔薄白。

【经典方剂】

贴敷疗法 ①

贴敷部位：小腹膀胱区。

药物组成：葱白 200 克，硫黄 20 克。

制备方法：将上药捣烂成膏。

操作规程：敷于脐部，用热水袋熨之，熨 1 小时后，再将药糊熨膀胱区。

主治：老年性前列腺炎。

贴敷疗法 ②

贴敷部位：腹部。

药物组成：萆薢、桃仁、红花、乌药各 10 克，车前子 12 克，金钱草 15 克，刘寄奴 30 克，白花蛇舌草 40 克，败酱草 15 克。

制备方法：上药共研细末。

操作规程：做成药带，束于少腹部，长期使用。

操作间隔：长期使用。

主治：慢性前列腺炎。

贴敷疗法 ③

贴敷部位：神阙。

药物组成：芒硝、明矾各 10 克。

制备方法：上药共研细末。

操作规程：将墨水瓶瓶盖顶去掉，仅留外圈，置于肚脐正中，填满本药末，然后滴入适量冷水，以药物充分湿润且水不外流为度。使用胶布将其固定，使其药末完全溶解。

操作间隔：每日 1 次。一般用药 3 ~ 5 周可显效。

主治：老年性前列腺肥大。

贴敷疗法 ④

贴敷部位：神阙。

药物组成：野菊花、银花、吴茱萸、肉桂、僵蚕、玄参、大黄、槐花等。

制备方法：上药等量研末并混合均匀，然后以凡士林和醋作为基质，制成膏状备用。

操作规程：治疗时先在神阙拔罐后，将本药膏加温敷于脐部。

操作间隔：每周 2 次 15 次为 1 个疗程（2 个月）。

主治：前列腺炎。

贴敷疗法 ⑤

贴敷部位：神阙。

药物组成：白胡椒 1.5 克，北细辛 1.0 克。

制备方法：上药共研细末，贮瓶备用。

操作规程：取药末适量填盖脐部，外用麝香风湿膏剪成 4 厘米 ×4 厘米覆盖。

操作间隔：每 3 日换药 1 次，10 次为 1 疗程，停药休息 5 天继续第二个疗程。

主治：前列腺炎。

前列腺增生症

【疾病概述】

前列腺增生是老年男性常见的良性病变，由平滑肌、纤维组织和腺体组织的极度生长与增多引起前列腺体积增大。严重时可因多种原因导致急性尿潴留。

【症状表现】

前列腺增生表现为排尿异常、尿频、尿急、夜尿增多、尿路阻塞、尿线变细、排尿不尽、尿潴留，以及会阴、腰骶、小腹及外生殖器刺痛及坠胀感、性功能障碍等症状。

【辨证分型】

1. 湿热下注：前列腺增大，小便点滴不通，小腹胀满，口苦口黏，大便秘结，苔黄腻，脉滑数。

2. 肺热壅盛：前列腺增大，小便不畅或点滴不通，咽干喘咳，烦渴欲饮，呼吸急促，咳嗽，舌红苔薄黄，脉数。

3. 肝郁气滞：前列腺增大，小便不通或通而不畅，阴部隐痛，情志抑郁，口苦易怒，胁腹胀满，舌红苔薄黄，脉弦。

4. 下焦瘀阻：前列腺增大，小便点滴而下或尿如细线，小腹胀满疼痛，舌质紫黯或有瘀点，脉涩。

5.中气不足：前列腺增大，小腹坠胀，时欲小便不得出或量少不畅，兼见脱肛，小腹坠胀，神倦纳少，气短而语声低细。舌质淡苔薄白，脉细弱。

6.肾阳虚衰：前列腺增大，小便不通或自行流出不能控制，夜尿多，面色发白，腰膝冷痛阳痿或滑精，舌质淡脉沉弱。

7.肾阴亏少：前列腺增大，时欲小便不得尿，尿道灼热，虚烦少寐，潮热盗汗，头晕耳鸣，遇劳即发，舌质红，苔少，脉细数。

【经典方剂】

贴敷疗法 ①

贴敷部位：神阙。

药物组成：巴豆15克，黄连15克，葱白适量。

制备方法：上药研成细末，葱白榨汁，二者混合成糊状，制成药饼。

操作规程：置于脐上。

操作间隔：每日1次。

主治：前列腺增生属湿热下注者。

贴敷疗法 ②

贴敷部位：神阙。

药物组成：皂矾10克，黄药子10克。

制备方法：上药研成细末，备用。

操作规程：取适量填于穴位中，外以纱布覆盖，徐徐滴入清水，使药物在脐中溶化吸收。

操作间隔：每日1次。

主治：前列腺增生属湿热下注者。

贴敷疗法 ③

贴敷部位：神阙。

药物组成：皂角 15 克，半夏 10 克，麝香 0.3 克，面粉适量，黄酒适量，生姜适量。

制备方法：将皂角和半夏细磨成粉，与麝香和面粉混合均匀。接着，将生姜榨汁，并用黄酒和生姜汁将面粉与药末调成糊状。最后，将调好的药糊制成药饼。

操作规程：敷于穴位上并用胶布固定，用热水袋或炒热的盐粒袋热敷。

操作间隔：每日 1 次。

主治：前列腺增生属肝郁气滞者。

贴敷疗法 ④

贴敷部位：中极。

药物组成：生甘遂 9 克，冰片 6 克，面粉适量。

制备方法：上药研成细末，加入适量面粉，用清水调成糊状。

操作规程：取适量涂于穴位上，外以纱布覆盖，用胶布固定。

操作间隔：每日 1 次。

主治：前列腺增生属下焦瘀阻者。

贴敷疗法 ⑤

贴敷部位：神阙。

药物组成：艾叶 60 克，石菖蒲 30 克。

制备方法：上药研成细末，炒热后装入布袋内。

操作规程：热敷穴位处。

操作间隔：每日 1 次。

主治：前列腺增生属中气不足者。

早泄

【疾病概述】

早泄是指男性在性交过程中过早射精，从而影响正常性生活的进行。它是男性性功能障碍的常见症状之一，通常与遗精和阳痿同时出现。

【症状表现】

早泄是最常见的射精功能障碍，以性交之始即行排精，甚至性交前即泄精，不能进行正常性生活为主要表现。

【辨证分型】

1.肝经湿热：早泄，阴茎易勃起，阴囊潮湿、瘙痒坠胀，口苦咽干，胸胁胀痛，小便赤涩。

2.阴虚火旺：早泄，性欲亢进，头晕目眩，五心烦热，腰膝酸软，偶有遗精。

【经典方剂】

贴敷疗法 ①

贴敷部位：神阙。

药物组成：金樱子、芡实、莲子肉、益智仁、生牡蛎、白蒺藜各12克。

制备方法：上药碾成细末，做成兜肚。

操作规程：每晚用热水袋敷药兜 15 ~ 30 分钟。

操作间隔：10 天换 1 次。

主治：早泄。

贴敷疗法 2

贴敷部位：神阙。药物组成：露蜂房、白芷各 10 克。

制备方法：将药物研成细末，用醋调成面团状。

操作规程：睡前敷在肚脐上，外用纱布覆盖，用胶带固定。

操作间隔：每天或第二天敷一次。3 ~ 5 天为 1 个疗程。

主治：早泄。

贴敷疗法 3

贴敷部位：腰眼、小腹或气海。

药物组成：芡实 20 克，生牡蛎、白蒺藜各 15 克，金樱子、莲子、益智仁各 10 克。

制备方法：上药共研细末，装于布袋中，缝合固定备用。

操作规程：取药袋系于腰眼、小腹或气海。

操作间隔：2 周为 1 个疗程，连续 2 ~ 3 个疗程。

主治：早泄。

贴敷疗法 4

贴敷部位：神阙。

药物组成：蛇床子、淫羊藿、仙茅、丁桂散、阳起石等量。

制备方法：上药研末。

操作规程：用温开水调敷脐孔。

操作间隔：2 日换 1 次，10 次为 1 个疗程。

主治：早泄。

睾丸炎

【疾病概述】

睾丸炎是一种常见的男性泌尿系统疾病，主要由细菌和病毒感染引起。

【症状表现】

睾丸炎表现为血精、疼痛和排尿不适等症状。

【辨证分型】

1.湿热蕴结：急性细菌性睾丸炎，睾丸肿胀、疼痛、红肿、发热，恶寒发热，全身酸楚，小便黄赤，大便秘结，口干口苦，舌红苔黄腻，脉滑数。

2.瘟毒流注：腮腺炎性睾丸炎，睾丸肿胀疼痛、灼热，阴囊皮色不变，发热午后为甚，精神萎靡，舌淡红苔薄白，脉浮数。

3.气滞血瘀：有外伤史，睾丸肿胀疼痛、阴囊皮肤出现青紫和瘀斑，疼痛可放射至下腹部，影响站立或行走。同时，小便赤黄、大便秘结、口干口苦。舌质淡红，边缘有紫斑和瘀点，脉象涩或数。。

4.痰气交阻：病变初期或慢性睾丸炎，睾丸肿胀疼痛，阴囊下坠感，肿块或硬结、压痛明显，小腹少腹牵涉不舒，时或坠痛，舌淡红苔薄白，脉弦涩。

5.肝肾阴虚：急性睾丸炎后期，腮腺炎性睾丸炎多见睾丸萎缩，酸胀不适，精神萎靡，体倦乏力，阳痿早泄，性欲减退，午后低热易汗，舌淡红苔薄少，脉细数。

【经典方剂】

贴敷疗法 1

贴敷部位：患处。

药物组成：大青叶、大黄、芒硝各 30 克，蜂蜜适量。

制备方法：前 3 味药共研细末，以蜂蜜调成软膏状备用。

操作规程：取药膏适量敷于患处，纱布固定。

操作间隔：每日换药 1 次，3 次为 1 个疗程。

主治：急性睾丸炎。

贴敷疗法 2

贴敷部位：患处。

药物组成：千里光、桉叶各 150 克，松树叶 100 克。

制备方法：上药洗净后，放入砂罐内，加水 1000 毫升，煎 20 分钟，用消毒纱布过滤取药液，装瓶备用。

操作规程：用时取药液热敷患处，每次 20 ~ 30 分钟。

操作间隔：每日早、晚各敷 1 次。

主治：急性睾丸炎、附睾炎。

贴敷疗法 3

贴敷部位：患处。

药物组成：栀子 15 克，古石灰 30 克，文蛤 5 克。

制备方法：上药共研细末，备用。

操作规程：取药粉适量，以醋调匀敷患处，外以纱布包扎固定。

操作间隔：每日 2 次，至愈为止。

主治：睾丸炎。

贴敷疗法 ④

贴敷部位：患处。

药物组成：马鞭草、山楂、荔枝核、橘核、蒲公英、海藻各 20 克，泽漆、杜仲炭各 15 克，芒硝 50 克，桃仁、牛膝各 10 克，木香、延胡索各 5 克。

制备方法：

操作规程：将适量的本散与蜂蜜混合，调成稀糊状，涂抹在肚脐和阴囊患处。如有需要，可以加敷双足涌泉。然后盖上纱布，固定好。

操作间隔：每日换药 1 次，5 次为 1 个疗程。

主治：急、慢性睾丸炎。

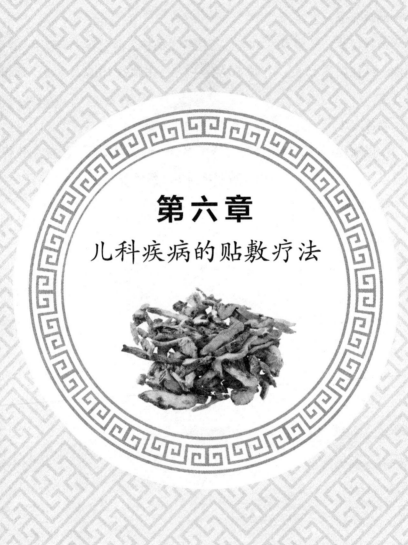

第六章

儿科疾病的贴敷疗法

新生儿黄疸

【疾病概述】

新生儿黄疸是指出生后 28 天内，由于胆红素在体内积聚导致血中胆红素水平升高，出现皮肤、黏膜及巩膜黄染的病症。

【症状表现】

该病症的主要表现是面部、颈部和巩膜出现黄染，同时可能累及四肢、手心、足心等部位。严重的情况下，可能会出现吐奶、尖叫、肌张力降低、嗜睡甚至抽搐等症状。

【辨证分型】

1.湿热黄疸：全身皮肤和眼睛发黄，颜色鲜明，伴有发热、烦躁、啼哭不安、口渴、尿少且色黄、呕吐、便秘等症状。舌质红，苔黄腻，脉滑数。

2.寒湿黄疸：全身、眼睛和尿液都发黄，持续时间较长且不消退，黄色晦暗，面色欠佳，不思饮食，食欲减退且易呕吐，大便稀薄或完全不消化。舌淡，苔白腻，脉细缓。

3.淤积黄疸：全身、眼睛和尿液都发黄，颜色较深且晦暗，逐渐加重。食欲减退且易呕吐，腹部膨隆，大便溏稀，颜色如陶土。有时伴有腹痛，皮肤上有瘀斑，伴有鼻出血，指纹紫滞，舌暗红或微紫，苔黄，脉细涩。

【经典方剂】

贴敷疗法 ①

贴敷部位：神阙。

药物组成：茵陈、栀子、大黄、芒硝各 30 克，杏仁 18 克，常山、鳖甲、巴豆霜各 12 克，豆豉 50 克。

制备方法：将药浓煎取汁，装瓶备用。

操作规程：用纱布或棉花蘸药汁，涂擦脐部，并炒热药渣，敷脐部。

操作间隔：每日 2 次，每剂药可用 1 次，10 天为 1 疗程。

主治：新生儿黄疸。

贴敷疗法 ②

贴敷部位：肝俞、脾俞、阳陵泉。

药物组成：茵陈 30 克，胡椒 30 粒，丁香 20 克，鲜鲫鱼（去头骨、内脏）1 条。

制备方法：前 3 味药研成细末，再和鲫鱼肉捣烂，并兑入白酒调成糊状。

操作规程：用时取 1/5 份，分别贴敷于脐、肝俞、脾俞、阳陵泉等处，再用纱布覆盖，胶布固定。

操作间隔：每天换药 1 ~ 2 次，7 日为 1 疗程。

主治：新生儿黄疸。

贴敷疗法 ③

贴敷部位：脐、肝俞、脾俞。

药物组成：胡椒 3 ~ 5 粒，麝香 0.9 克，鲫鱼 1 条（背肉两块）。

制备方法：先把胡椒研碎，和鲫鱼肉共捣烂，纱布裹上。

操作规程：分别敷于脐、肝俞、脾俞，外以纱布覆盖，胶布固定。

操作间隔：每日换 1 次。

主治：新生儿黄疸。

贴敷疗法 ④

贴敷部位：胸前、四肢。

药物组成：丁香 12 克，茵陈 50 克。

制备方法：煎汤取汁，备用。

操作规程：用汁液擦胸前、四肢

操作间隔：每日 1 ~ 2 次，10 天为 1 疗程。

主治：新生儿黄疸。

贴敷疗法 ⑤

贴敷部位：神阙。

药物组成：甜瓜蒂、秦艽各 100 克，紫草、黄芩、丹参各 30 克，铜绿 15 克，冰片 6 克。

制备方法：除甜瓜蒂和冰片外的其他药物混合研成粉末，然后将其与甜瓜蒂和冰片的粉末混合在一起。将混合物分成 15 份，并装入塑料袋中密封备用。

操作规程：用温开水洗净脐部，婴幼儿每次用量 0.1 克，将药粉倒入脐孔，约填满 2/3，用胶布封紧。

操作间隔：每天换药 1 次。

主治：新生儿黄疸。

小儿发热

【疾病概述】

小儿发热最常见的原因是感染和非感染因素，如积食、风寒、生长热、受惊吓等，按发热的缓急和病程长短分为急性发热和长期发热，按程度分为低热、中等热、高热和超高热。大多数急性发热是由急性细菌或病毒感染引起。

【症状表现】

急性发热：起病急，病情在 2 周内，长期发热：持续发热 2 周以上，低热：37.5℃ ~ 38℃；中等热：38℃ ~ 39℃；高热：39℃ ~ 41℃；超高热：41℃以上。

【辨证分型】

1. 风寒表热：发热、无汗或少汗、恶风、嗜睡、喘促、鼻塞流涕或喷嚏连作，苔薄白，脉浮紧，指纹淡红或鲜红。

2. 伤暑发热：发热，手足微热或不温，无汗或自汗，喘促口渴，神昏欲睡，舌红，苔薄白，脉浮数或洪数。

3. 内热蕴炽：发热，喜揭衣被，烦躁神昏，口鼻干燥，大便不通，小便热赤，严重者身见斑疹，舌红干燥起刺，脉洪数。

4. 阴虚潮热：午后潮热，过夜则凉，如潮汐有定期，困倦少力，大、小便正常，舌红少津，脉细数。

【经典方剂】

贴敷疗法 ①

贴敷部位：神阙。

药物组成：杏仁、紫苏叶、前胡、半夏、陈皮、桔梗、枳壳、茯苓、甘草各 1 克，蜂蜜 75 克，连须葱白 3 茎，萝卜汁 10 毫升，大枣 3 枚。

制备方法：前 9 味药研成粉末，然后与连须葱白、去核大枣一起捣烂成泥，再加入蜂蜜和萝卜汁混合制成药饼。

操作规程：贴敷于神阙。

操作间隔：半小时换药 1 次，一般 2 次即愈。

主治：小儿感冒（风寒型）。

贴敷疗法 ②

贴敷部位：胸口。

药物组成：薄荷 32 克，大黄、当归、赤芍、甘草各 15 克，炒僵蚕 6 克。

制备方法：将上药粉碎，麻油熬，黄丹加六一散收膏，摊膏备用。

操作规程：取适量贴敷于胸口，纱布覆盖，胶布固定。

操作间隔：每日 1 次。

主治：小儿感冒（风热型）。

贴敷疗法 ③

贴敷部位：涌泉、劳宫。

药物组成：栀子、桃仁各 70 ~ 100 个，茶叶 20 克。

制备方法：上药研成粉末，然后加入适量的凡士林搅拌均匀，制成小儿退热膏，放入广口瓶中并封盖保存备用。

操作规程：当需要使用小儿退热膏时，取出 10 克药膏，均匀地涂抹在两块纱布上，并将它们分别敷在两侧足底的涌泉上。如果病情较重（体温高于 39℃），同时还可以将 10 克小儿退热膏均匀地涂抹在两手心的劳宫上，敷贴方法相同。

操作间隔：每天换药 1 次。

主治：小儿外感发热（风热型或风热挟湿型）。

贴敷疗法 ④

贴敷部位：劳宫、涌泉、剑突。

药物组成：生石膏 30 克，绿豆 30 克，生栀子仁 30 克。

制备方法：上药共为细末，鸡蛋清调匀成糊状。

操作规程：将药物分成 5 份，分别敷贴在两手心的劳宫、两足心的涌泉以及前胸剑突下，用纱布包扎固定。待热退后，洗去药膏。

操作间隔：每天换药 1 次。

主治：小儿高热烦躁。

贴敷疗法 5

贴敷部位：涌泉、剑突、膻中。

药物组成：牛黄千金散。

制备方法：上药备用。

操作规程：用时取适量药末，同时用米醋少许调为糊状。外敷剑突、涌泉，上覆纱布，胶布固定。

操作间隔：每日 1 次。

主治：小儿高热惊厥。

贴敷疗法 6

贴敷部位：神阙、涌泉、剑突、丰隆、天枢、大椎。

药物组成：小儿回春丸。

制备方法：上药研末备用。

操作规程：在需要使用时，取适量药末，同时加入少许米醋调成糊状。将药膏外敷在神阙、剑突、涌泉上，覆以纱布并用胶布固定。如果痰涎壅盛，可以取丰隆、天枢穴进行敷贴；若出现烦躁发热的症状，可以取大椎穴进行敷贴。

操作间隔：每日 1 次。

主治：小儿高热。

小儿咳嗽

【疾病概述】

小儿咳喘是一种慢性气道炎症性疾病，它是一种免疫性炎症，其特点在于气道发生可逆性的狭窄，导致呼吸困难。

【症状表现】

小儿咳喘的临床表现包括气急、咳嗽、咳痰、呼吸困难，以及肺内可听到哮鸣音，特别是在呼气时，哮鸣音会更加明显。

【辨证分型】

1. 风寒闭肺：此症状表现为恶寒、发热，无汗，咳嗽严重且不爽，呼吸急促，痰液白而稀，患者口不渴，咽部亦不红。

2. 风热闭肺：此症状初步表现为发热、恶风，咳嗽气急，痰多，痰液黏稠或呈黄色，患者口渴，咽部发红。

3. 毒热闭肺：此症状严重，表现为持续高热，咳嗽剧烈，气急，甚至出现憋喘。患者鼻涕眼泪均消失，鼻孔干燥如烟煤，面部潮红，口唇鲜艳。患者还可能出现烦躁、口渴，小便赤黄且便秘。

【经典方剂】

贴敷疗法 ①

贴敷部位：神阙。

药物组成：栀子、黄芩、桑白皮、大黄各9克，百部、天冬各10克。

制备方法：上药共为细末。

操作规程：用时取适量，凉开水调成糊状，贴于脐上，外以纱布覆盖，胶布固定。

操作间隔：每日换药1次，至病愈。

主治：小儿肺热咳嗽。

贴敷疗法 ②

贴敷部位：神阙。

药物组成：新鲜白毛夏枯草、新鲜青蒿各30克。

制备方法：将上药洗净后捣烂如泥。

操作规程：敷于脐部。

操作间隔：每日1次。

主治：小儿肺炎，咳喘。

贴敷疗法 ③

贴敷部位：神阙。

药物组成：明矾60克，面粉适量，米醋50毫升，蜂蜜少许。

制备方法：先将明矾研为细末，与面粉拌匀，调米醋，拌制成稠膏状。

操作规程：取15克药膏贴敷于脐孔上，外以纱布覆盖，胶布固定。

操作间隔：每2日换药1次，连贴10日为1疗程。

主治：小儿痰多气促。

贴敷疗法 ④

贴敷部位：涌泉、肺俞、天突、膻中、定喘穴。

药物组成：细辛、五味子、白芥子各10克，干姜、半夏各5克，杏仁、百部各15克，麻黄5克，米醋少许。

制备方法：上药共研细末，装瓶备用。

操作规程：在需要使用时，取适量药末，加入少许米醋调成糊状。对于3岁以下的患儿，将药膏敷在双足涌泉上；对于4岁及以上的患儿，将药膏敷在肺俞或定喘穴、天突或膻中上，两组穴位交替使用。药膏上覆纱布，胶布固定。

操作间隔：每日换药1次，5次为1个疗程。

主治：小儿咳嗽（风寒型）。

贴敷疗法 ⑤

贴敷部位：涌泉。

药物组成：生石膏6克，枳实10克，瓜蒌12克，胆矾、冰片各3克。

制备方法：上药共研细末，用凡士林适量调为糊状。

操作规程：取适量外敷涌泉，上覆纱布，胶布固定。

操作间隔：每日1贴，连用5～7小时。

主治：小儿咳嗽（肺热型）。

贴敷疗法 6

贴敷部位：肺俞、陶道。

药物组成：白芥子1份，细辛、当归各半份。

制备方法：上药共研细末，过100目筛，配合等份的蜂蜜调和做成膏药。

操作规程：用时敷于肺俞、陶道，纱布、胶布固定。

操作间隔：每次敷药1小时，早晚各敷1次，5天为1个疗程，疗程之间隔2天，连续治疗4个疗程。

主治：小儿哮喘。

小儿惊风

【疾病概述】

小儿惊风，又称小儿惊厥，是一种常见的危急重症，多发于1~5岁小儿，表现为抽搐和昏迷。随着年龄的增长，发病率逐渐降低。

【症状表现】

表现为四肢抽动或强制性挛缩，可能伴有意识丧失、双眼上翻、牙关紧闭、大小便失禁，或仅四肢抽动。

【辨证分型】

1.急惊风：突然发作，伴有高热、神昏、惊厥、喉间痰鸣、两眼上翻，可持续数秒至数分钟，严重者可反复发作，甚至危及生命。

2.慢惊风：具有呕吐、腹泻、脑积水、佝偻病等病史，起病缓慢，病程较长，面色苍白，嗜睡无神，抽搐无力，时作时止，或两手颤动，脉细无力。

【经典方剂】

贴敷疗法 ①

贴敷部位：涌泉。

药物组成：附子 5 克，吴茱萸 10 克，面粉 30 克，醋适量。

制备方法：上药共研成末，并混合均匀。将药末制成药饼，蒸热后备用。

操作规程：贴敷涌泉，男左女右，用布包好。

操作间隔：每日 1 次。

主治：各种急慢惊风。

贴敷疗法 ②

贴敷部位：神阙。

药物组成：紫雪丹。

制备方法：用紫雪丹半瓶。

操作规程：填于患儿脐中，以胶布或伤湿止痛膏紧贴固定。

操作间隔：只用药一次。

主治：小儿高热惊厥。

贴敷疗法 ③

贴敷部位：神阙、涌泉。

药物组成：小儿抽风散。

制备方法：上药待用。

操作规程：在需要使用时，取适量药末，同时加入少许米醋调成糊状。将药膏外敷在神阙和涌泉上，覆以纱布，胶布固定。

操作间隔：每日换药 1 次，连敷 3 ~ 5 日。

主治：小儿惊风，四肢抽搐，口眼歪斜。

贴敷疗法 ④

贴敷部位：百会、囟会、神阙、涌泉。

药物组成：薄荷 5 克，牛黄 5 克，羚羊角 15 克，黄连 5 克，白芍 5 克，青蒿 5 克，菖蒲 20 克，地龙 20 克，防风 10 克

制备方法：上药共研细末，用凡士林或香油调拌成糊状。

操作规程：贴于百会、囟会、神阙、涌泉，塑料布覆盖，胶布固定。

操作间隔：每日 1 次（小儿囟门未闭者，禁用囟会穴）。

主治：小儿急惊风。

贴敷疗法 ⑤

贴敷部位：神阙。

药物组成：砂仁 2 克，栀子 5 枚（炒），冰片 0.15 克。

制备方法：上药共研细末，鸡子清调。

操作规程：敷肚脐之四周，碗口大，留出脐眼，入麝香少许，外以纱布覆盖，胶布固定。

操作间隔：1 周后洗去。

主治：热病惊风。

贴敷疗法 ⑥

贴敷部位：神阙、百会、涌泉。

药物组成：生龙骨、绿豆各 5 克，朱砂 2 克，鸡蛋 1 个。

制备方法：上药共研细末，鸡蛋清调匀。

操作规程：贴敷在患儿的神阙、百会、涌泉。

操作间隔：24 小时取下，如果疗效不佳可再敷 1 次。

主治：小儿夜惊。

贴敷疗法 ⑦

贴敷部位：神阙。

药物组成：胡椒 7 粒，生栀子 7 粒，肉桂 3 克，葱白 7 个。

制备方法：先将前 3 味药研末，再加入适量的鸡蛋清，捣烂为膏。

操作规程：贴于脐部，外以纱布敷料固定。

操作间隔：每日1次。

主治：慢惊风。

小儿厌食症

【疾病概述】

小儿厌食症是一种慢性消化功能紊乱综合征，表现为食欲减退或消失，食量减少。多见于1～6岁小儿，且有逐年上升趋势。严重者可导致营养不良、贫血、佝偻病及免疫力低下，出现反复呼吸道感染。对儿童生长发育、营养状态和智力发展也有影响。

【症状表现】

小儿厌食症主要表现为食欲不振、厌恶进食、脘腹胀满，部分患儿有性情急躁、好动多啼、咬齿磨牙、睡眠不安等症状，严重者可能导致营养不良、发育迟缓。

【辨证分型】

1.脾失健运：食欲不振，厌恶进食，食而乏味，胸脘痞闷，嗳气泛恶，大便不调。

2.脾胃气虚：不思进食，食而不化，大便偏稀，夹不消化事物，面色少华，形体偏瘦，肢倦乏力。

3.脾胃阴虚：不思进食，食少饮多，皮肤失润，大便偏干，小便短黄，烦躁少寐，手足心热。

【经典方剂】

贴敷疗法 ①

贴敷部位：涌泉。

药物组成：吴茱萸、白胡椒、白矾各等份。

制备方法：上药研为细末，用时取药粉 20 克，用陈醋调拌成糊膏状。

操作规程：均匀敷于双足涌泉上，用纱布覆盖，外用胶布固定。

操作间隔：每日换药 1 次。

主治：小儿厌食症（虚寒型）。

贴敷疗法 ②

贴敷部位：神阙。

药物组成：炒神曲、炒麦芽、焦山楂各 10 克，炒莱菔子 6 克，炒鸡内金 5 克。

制备方法：上药研成细末，加淀粉 1 ~ 3 克，凉开水调成糊状。

操作规程：贴敷脐孔，纱布固定。

操作间隔：每日换药 1 次，5 次为 1 个疗程。

主治：乳食积滞之厌食症。

贴敷疗法 ③

贴敷部位：脐腹部。

药物组成：黄芪、黄精、砂仁各 10 克，鸡内金、苍术、黑丑、白丑、青黛、皮硝各 6 克，麝香 0.15 克。

制备方法：上药研成细末，装布袋内。

操作规程：佩戴在脐腹部。

操作间隔：10 天换药 1 次。

主治：脾失健运之厌食症。

贴敷疗法 ④

贴敷部位：胸腹部。

药物组成：苍术、澄茄、高良姜、陈皮、青皮各 10 克，川椒、薄荷各 5 克。

制备方法：上药研为粗末，装布袋内。

操作规程：佩戴于胸腹部。

操作间隔：10 天换药 1 次。

主治：脾胃虚寒，手足冷，大便不化之厌食症。

贴敷疗法 ⑤

贴敷部位：涌泉。

药物组成：铁苋菜、生姜、葱各 15 克，鸭蛋清适量。

制备方法：前 3 味药共捣成泥状，加入鸭蛋清拌匀。

操作规程：晚上外敷于双足涌泉。

操作间隔：隔 3 日敷 1 次，连敷 6 次。

主治：小儿厌食症。

贴敷疗法 ⑥

贴敷部位：神阙、中脘、脾俞、胃俞。

药物组成：党参、白术、茯苓、吴茱萸、炒麦芽、苍术各 10 克，丁香、肉桂各 8 克，砂仁、炒莱菔子各 15 克。

制备方法：上药混合研粉，每次取 15 ~ 20 克，用米醋和少许凡士林调成药泥。

操作规程：贴敷上述穴位，并用医用胶带固定。

操作间隔：4 ~ 6 小时后取下。每天换药 1 次，10 天为 1 个疗程。

主治：小儿厌食症。

小儿疝气

【疾病概述】

小儿疝气是儿科泌尿手术中常见的疾病，表现为男童阴囊坠胀、肿大。

【症状表现】

在平卧休息后，该病灶缩小或消失，触按时感觉柔软，具有一定的活动度。同时，患儿伴有腹胀腹痛、恶心厌食、哭闹不安等症状。

【辨证分型】

1. 腹股沟疝：儿童最常见的腹股沟区囊性肿块，男孩多见，主要是由于腹膜鞘状突闭合不全导致的先天解剖异常，当腹压增高时，腹腔内容物通过鞘状突疝出，安静或平躺后缩小或消失。

2. 脐疝：由于脐环外先天薄弱，腹腔内组织通过脐环突出形成柔软的肿块，患儿哭闹、咳嗽等情况下加重，安静或平卧时肿物缩小或消失，多数可随着年龄增长自愈。

3. 先天性膈疝：患儿膈肌有先天性缺损，部分腹腔脏器穿过膈肌缺损进入胸腔，可分为先天性后外侧症、先天性胸骨后症和食管梨孔症，其中最常见的是先天性后外侧症。患儿可表现为上腹痛、呼吸困难，反复肺炎、呕吐或营养不良等。

【经典方剂】

贴敷疗法 ①

贴敷部位：神阙、气海。

药物组成：淡豆豉 15 克，葱白 5 克，生姜 5 克，食盐适量。

制备方法：将淡豆豉、葱白、生姜一同捣烂，备用。

操作规程：敷于穴位处，面积可扩展至小腹区域，用纱布包扎固定。食盐炒热后热敷上述区域。

操作间隔：隔日 1 换。

主治：小儿疝气。

贴敷疗法 ②

贴敷部位：阿是穴。

药物组成：阿魏、芒硝若干。

制备方法：将阿魏、芒硝烊化溶于蜂蜜中。

操作规程：取适量涂于牛皮纸或棉布上，均匀撒入麝香粉，贴于穴位处。

操作间隔：隔日一换。

主治：小儿疝气。

贴敷疗法 ③

贴敷部位：神阙。

药物组成：吴茱萸 10 克，丁香 6 克，苍术 3 克，白胡椒 3 克，葱白适量。

制备方法：将葱白捣烂，其余药物研成细末，二者混合均匀，备用。

操作规程：取适量填于穴位中，外以纱布覆盖，胶布固定。

操作间隔：每日 1 次。

主治：小儿疝气。

贴敷疗法 ④

贴敷部位：神阙。

药物组成：小茴香 5 克，川楝子 5 克，橘核 5 克，荔枝核 5 克，延胡索 5 克，吴茱萸 5 克，食醋适量。

制备方法：上药研成细末，用食醋调成糊状。

操作规程：取适量填于穴位中，外以纱布覆盖，胶布固定。

操作间隔：每日 1 次。

主治：小儿疝气。

贴敷疗法 ⑤

贴敷部位：气海。

药物组成：黄精 10 克，桔梗 10 克，樟脑 2 克，白酒适量。

制备方法：将黄精和桔梗浸于白酒中，1 ~ 2 小时后取出捣烂，加入樟脑搅拌均匀，备用。

操作规程：取适量涂于穴位上，外以纱布覆盖，胶布固定。

操作间隔：隔日 1 次。

主治：小儿疝气。

贴敷疗法 ⑥

贴敷部位：阿是穴。

药物组成：生香附 10 克，木瓜 10 克，紫苏叶 10 克，橘红 10 克。

制备方法：将上述药物放入砂锅中，加入适量的水浸泡，然后按照中药煎制的方法进行煎煮，去除药渣后取得药液。将药液与面粉混合搅拌成糊状。

操作规程：热敷于穴位处。

操作间隔：每日 1 次。

主治：小儿疝气。

水痘

【疾病概述】

水痘是一种由病毒引起的高传染性疾病，以全身皮肤黏膜出现斑疹、丘疹、水疱、痂疹等为特征，常见于 1 ~ 6 岁的婴幼儿及儿童，治愈后可获得终身免疫，但也可能在若干年后因感染而复发。

【症状表现】

水痘的潜伏期为 10 ~ 21 天，临床表现轻重不一，轻者无发热和皮疹。

典型病例有前驱期，持续约 24 ~ 48 小时，伴有发热、不适、食欲减退、头痛和轻度腹痛。随后出现皮疹，伴有轻度至中度发热，持续 2 ~ 4 天，首先出现在头皮、面部或躯干，为红色斑疹，然后发展为水疱疹。24 ~ 48 小时内疱内液体变浑浊且疱疹出现脐凹现象。最初损害结痂时，在躯干和肢体上出现新的皮疹，同时存在不同期的皮疹。

【辨证分型】

1.风热轻型：初期出现发热、头痛、鼻塞流涕，1 ~ 2 天后出疹，疹色红润，泡浆清亮，根盘红晕不明显，点粒稀疏，此起彼伏，以躯干为主，食欲不振，舌苔薄黄，脉浮数。

2.毒热重证型：高热，口渴，唇红，面红，口舌生疮，小便短赤，痘疹紫黯，痘浆混浊，舌苔黄糙而干燥，质红绛，脉洪数。

【经典方剂】

贴敷疗法 ①

贴敷部位：患处。

药物组成：柴胡 10 克，黄芩 12 克，赤芍药 16 克，黄檗 15 克，甘草 6 克。

制备方法：上药开水煎，浓缩后加乳汁少许。

操作规程：热泡洗。

操作间隔：每日 1 次。

主治：水痘。

贴敷疗法 ②

贴敷部位：神阙。

药物组成：柏树、桑寄生鲜叶各 30 克，黑山栀子 15 克。

制备方法：上药共捣至极溶烂，拌匀成膏状，备用。

操作规程：取药膏敷在患者脐孔上，外以纱布覆盖，胶布固定。

操作间隔：每日换药 1 次，3 ~ 5 日为 1 个疗程。

主治：小儿出痘吐血、衄血。

贴敷疗法 ③

贴敷部位：神阙。

药物组成：大黄、生石膏、防风、全蝎、青黛各等量。

制备方法：将各种药物研成细末，过筛后，取适量鸡蛋清与药末混合搅拌，调制成膏，备用。

操作规程：在需要使用时，取 30 克药膏，均匀地摊涂在一块 2 厘米×3 厘米的塑料布中央，然后将其敷贴在患儿的肚脐孔上，外以纱布覆盖，胶布固定。

操作间隔：每日换药 2 次，连敷 3 ~ 4 日即可奏效。

主治：水痘。

贴敷疗法 ④

贴敷部位：神阙、涌泉。

药物组成：附子、干姜各 12 克，丁香、淡豆豉各 10 克，未啼小雄鸡 1 只（去毛及内脏）。

制备方法：将以上药物共捣烂，加入黄酒适量拌匀炒热，备用。

操作规程：将炒热的药膏敷在患儿的脐孔穴和两足心的涌泉上，再用纱布紧紧包裹。如果药膏变冷，就再次炒热，继续敷上，如此反复数次。

操作间隔：敷药 1 ~ 2 次后，痘疹自然出透。

主治：小儿体质较弱，痘出不畅者。

贴敷疗法 ⑤

贴敷部位：神阙。

药物组成：生萝卜 1 个，铅粉 3 克，燕子窝泥 15 克，鸡蛋清 1 个。

制备方法：前 3 味药混合捣烂如泥状，再把鸡蛋清加入药泥中拌匀，调成糊状，备用。

操作规程：用时取药糊适量直接涂敷在患儿脐窝上，外以纱布覆盖，胶布固定。

操作间隔：每日换药 1 次。连敷 3 ~ 4 日为 1 个疗程。

主治：小儿痘疹，高热不退。

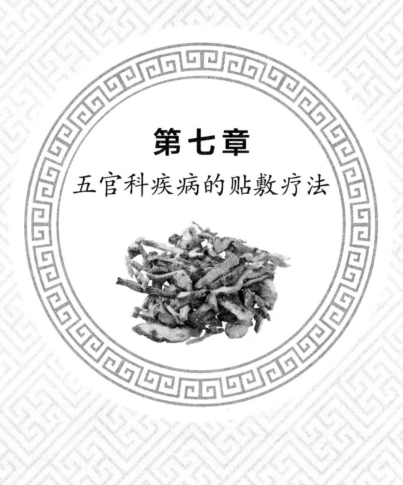

第七章
五官科疾病的贴敷疗法

结膜炎

【疾病概述】

结膜炎是一种常见的结膜组织炎症，其发生可能是由于外界因素和机体自身因素的作用所致。这种炎症通常被称为红眼或火眼。结膜炎的发病通常非常急促，常常累及双眼，并具有一定的传染性。在春夏季节，这种疾病较为常见。

【症状表现】

初期，患者的眼睛会有异物感，红赤水肿，痛痒并存，怕热畏光，眼痛流泪。随着病情的进展，症状会逐渐加重，眼内分泌物增多且黏稠，胞睑红肿，白睛出现红赤或点状、片状溢血。

【辨证分型】

1. 风热上攻型：眼睛红、痒痛交替、畏光、流泪、怕热，眼睛干涩，感觉有异物，眼内分泌物黄白色且黏稠。

2. 火毒之盛型：单眼或双眼满眼发红，甚至有小出血点，眼睑肿胀明显、眼痛、头痛，眼内分泌物多且黏稠，或流淡血水，眼睛灼热、怕光。

【经典方剂】

贴敷疗法 1

贴敷部位：太阳（双侧）及眼眶。

药物组成：黄连15克，黄芩24克，黄柏30克，大黄、黄丹各60

克，薄荷 120 克。

制备方法：上药共研细末，用葱汁、浓茶水调成糊状备用。

操作规程：将敷料敷在两侧太阳及眼眶上。如果敷料变干，可以用茶水湿润。

操作间隔：1 日 1 次，直到见效。

主治：暴发火眼，红肿热痛。

贴敷疗法 ②

贴敷部位：太阳及眼眶。

药物组成：生地 15 克，红花 10 克，当归尾 6 克。

制备方法：将上药共捣烂如泥状备用。

操作规程：取适量贴敷患处。

操作间隔：每日换药 1 次。

主治：急性结膜炎。

贴敷疗法 ③

贴敷部位：太阳及眼眶。

药物组成：黄连 30 克，黄柏、生地、当归尾各 60 克，紫草 90 克，麻油 1000 毫升，黄蜡 180 毫升。

制备方法：将前 5 味药浸泡在麻油中 4 小时，然后将药和油倒入铜锅内，用慢火煎煮至药焦。用纱布过滤掉药渣，将煎好的药油倒入一个预先放入黄蜡的净瓷缸中，冷却后即成紫红色的软膏。

操作规程：取软膏外敷患处。

操作间隔：每 4 小时换药 1 次。

主治：急、慢性结膜炎。

贴敷疗法 ④

贴敷部位：内关、阿是穴。

药物组成：斑蝥 10 克，麝香少许。

制备方法：上药共研细末，装瓶备用，或二药分装。

操作规程：使用时取斑蝥，用酒调制成黄豆粒大药饼，药面上加少许麝香，贴敷于内关、阿是穴（背部阳性反应点）上，于 1 ~ 2 小时除去。

操作间隔：1 日 1 次，连续 3 ~ 7 天即愈。

主治：急性结膜炎。

睑腺炎（麦粒肿）

【疾病概述】

麦粒肿是一种在眼睑部位引发的急性化脓性炎症性疾病，因其形状类似麦粒而得名。根据发生部位不同，分为外麦粒肿和内麦粒肿两种，分别指发生在睫毛毛囊皮肤腺和睑板腺的化脓性细菌感染。

【症状表现】

多表现为眼睑部轻微瘙痒，随后出现红肿，有硬结，灼热疼痛，轻者可自行消退，重者需进行手术引流排脓。

【辨证分型】

1. 风热外袭：眼睛开始有点痒痛，轻微的不舒服，眼皮有点硬，轻微红肿，轻轻触摸会感到明显疼痛。舌苔薄黄，脉搏轻快而数。

2. 热毒炽盛：眼皮红肿疼痛，有黄色的脓点，或者白眼球肿胀，感到口渴和便秘。舌苔红，苔黄或腻，脉数。

【经典方剂】

贴敷疗法 1

贴敷部位：患处。

药物组成：黄柏、大黄、栀子、白芷各 50 克，秦艽、生天南星、陈皮各 20 克，天花粉、蜂蜜各 90 克，苍术 40 克，芝麻油（花生油亦可）500 毫升。

制备方法：黄柏等 9 味药除杂、烘干、粉碎过筛。芝麻油加热至 150℃恒温 1 小时，蜂蜡化开过滤后加入药粉搅拌至成膏。

操作规程：使用脱脂棉片剪成与肿物大小相近的形状，将适量的膏药涂在棉片上，然后将其贴在患处。

操作间隔：每日换药 1 次。

主治：睑腺炎。

贴敷疗法 ②

贴敷部位：患处。

药物组成：天花粉、天南星、生地、蒲公英各等份。

制备方法：上药焙干共研细末，用食醋和液状石蜡调成膏状，高压消毒，装罐备用。

操作规程：根据肿物的大小，使用相应量的膏剂，将其涂抹在纱布或胶布上，并将其敷贴在患处。

操作间隔：每日换药 1 次。

主治：睑腺炎。

贴敷疗法 ③

贴敷部位：患处。

药物组成：野菊花 20 克，蒲公英、地丁草各 30 克。

制备方法：上药水煎 2 次，取汁备用。

操作规程：趁热先熏患眼，后温用毛巾浸透，敷患处。

操作间隔：每日 2 或 3 次。

主治：睑腺炎。

贴敷疗法 ④

贴敷部位：患处。

药物组成：龙胆草、生大黄、黄柏、黄芩、知母、甘草、金银花各等份。

制备方法：上药研成细末，加入 20% 的榆皮粉搅拌均匀，然后装瓶备用。

操作规程：取适量药末，用冷开水将其调成糊状，然后涂 1 层在纸上，贴在患处。

操作间隔：7 ~ 8 小时换药 1 次。

主治：睑腺炎尚未破溃者。

耳鸣

【疾病概述】

耳鸣是听觉功能紊乱产生的症状，分为生理性耳鸣和病理性耳鸣，后者包括外界和全身疾病引发的各种耳鸣。

【症状表现】

1. 轻度耳鸣：间歇性或夜间安静时出现，如嘶嘶声、流水声。注意休息，避免噪声环境，大多可自行消失。

2. 中度耳鸣：持续性耳鸣，在嘈杂环境中仍能感知，可能影响情绪和专注力。

3. 重度耳鸣：持续性耳鸣，影响听力，不易聆听对方谈话，易分心、烦躁，对工作和社交带来困扰。

4. 极重度耳鸣：长期持续性耳鸣，伴有眩晕，难以听清他人谈话，难以忍受痛苦，可能是耳聋前兆。

【辨证分型】

1. 风热侵袭型：发病急，有上呼吸道感染症状，如流鼻涕、打喷嚏、咳嗽等，耳内有胀满感、堵塞感，耳鸣声音低沉，是低调的耳鸣，常见疾病为分泌性中耳炎。

2. 肝火上扰型：症状较重，耳鸣声大、调高，与情绪有关，可出现口苦、心烦、头昏、头疼等表现。

3. 痰浊上壅型：病史长，有耳鸣、头疼、头闷、耳内胀满感，咳嗽，舌苔厚，舌质胖。

4. 肝肾不足型：病史长，老年人多见，耳鸣如蝉，有腰膝酸软、眼花、眼干等肾经不足的表现。

【经典方剂】

贴敷疗法 ①

贴敷部位：耳孔。

药物组成：麝香 1.5 克，全蝎 14 个，薄荷叶 14 张。

制备方法：将麝香和全蝎研成细粉，混合均匀，滴水搓成梃子形状，用薄荷叶包裹，分成 14 份，备用。

操作规程：塞入耳内。

操作间隔：每日换药 1 次，直至见效。

主治：耳鸣（肝风型）

贴敷疗法 ②

贴敷部位：耳孔。

药物组成：毛桃仁、巴豆仁各 2 粒，生地 3 克，细辛 1 克。

制备方法：将毛桃仁用开水浸泡，去壳衣后与巴豆同捣烂，用草纸包裹并置于微火上烘热，多次吸收油分。再将生地、细辛同捣为泥，做成 2 个小锭，用针穿通备用。

操作规程：将药锭用脱脂棉花薄裹，塞在两耳孔内。

操作间隔：每日换药 1 次。

主治：耳鸣。

贴敷疗法 3

贴敷部位：耳孔。

药物组成：鲜黄花鱼的鱿石 10 块，冰片 1 克。

制备方法：上药共研极细粉。

操作规程：取少许放在细竹管一端，对准耳孔轻轻吹入。

操作间隔：每日 1 次

主治：耳鸣。

贴敷疗法 4

贴敷部位：耳孔。

药物组成：生地 30 克，杏仁（水浸去皮尖）、巴豆（去皮）、食盐、乱发灰各 15 克。

制备方法：上五味，捣烂如膏。

操作规程：捻如枣核塞入耳道，当有黄水出，即去药。

操作间隔：每日 1 次。

主治：耳鸣。

贴敷疗法 5

贴敷部位：耳孔。

药物组成：麝香 1.5 克，全蝎 14 个，薄荷叶 14 张。

制备方法：前两味研成细粉，混合均匀，滴水搓成梃子形状，用薄荷叶包裹，分成 14 份，备用。

操作规程：每次取一份塞入耳内。

操作间隔：每日 1 次。

主治：耳鸣。

中耳炎

【疾病概述】

中耳炎是中耳部分或全部结构的炎性病变，好发于春秋两季，包括非化脓性和化脓性两种，其中非化脓性中耳炎也称为卡他性中耳炎，化脓性中耳炎有急性和慢性之分。

【症状表现】

主要症状为耳痛、流脓和听力减退。当病情转为慢性时，耳内会持续流脓，时多时少，难以治愈。同时，患者可能会出现发热、怕冷、头痛、头晕、口苦、尿黄、大便秘结等症状。

【辨证分型】

1.风热型中耳炎：感冒后耳朵发胀、发闷、疼痛，可能伴有耳鸣和听力下降、发热、口干、怕风、鼻塞等症状。

2.风寒型中耳炎：感冒后耳朵发闷，听力下降，全身明显怕冷，轻微发热，鼻塞，流清鼻涕。

3.肝胆湿热型中耳炎：耳朵发胀、疼痛，可能流出黄色脓液，伴有头部胀痛、心烦、口苦、急躁易怒、便秘、尿黄等症状。

4.痰湿浊毒型中耳炎：耳朵内感觉胀闷堵塞，听力下降，摇头时耳朵里像有水声，头部沉重发晕，倦怠乏力，口中无味，腹部胀满。

5.气血瘀阻型中耳炎：耳朵有堵塞感，听力下降，耳鸣逐渐出现并日久不愈，鼓膜内陷或有增厚、粘连、萎缩。

【经典方剂】

贴敷疗法 ①

贴敷部位：耳腔。

药物组成：炒黑陈皮炭 3 克，青橄榄（瓦上煅透）2 枚，石榴花（瓦上焙枯）1.5 克，冰片 0.6 克。

制备方法：除了冰片之外的所有药材，一起研成细末，然后再加入冰片一起研磨均匀，装入瓶中并妥善保存，以防空气进入。

操作规程：使用药棉卷轻轻擦拭去脓水，然后另取药棉蘸取药物，将其深入耳朵底部并让其自然干燥。

操作间隔：每日换药 1 次。

主治：慢性化脓性中耳炎。

贴敷疗法 ②

贴敷部位：耳腔。

药物组成：黄连 30 克，大黄 50 克，白矾、石膏、龙骨各 100 克，冰片 10 克。

制备方法：将黄连、大黄研磨成极细的粉末，白矾、石膏、龙骨进行火煅处理，再加入冰片继续研磨成极细的粉末。之后，将所有药物混合并通过 100 目筛进行筛选，然后高压消毒 30 分钟。最后，将消毒后的药物装瓶并妥善保存，以防空气进入。

操作规程：先用棉签蘸取 3% 的过氧化氢溶液，清洗去耳朵里的脓液和痂皮，再用 75% 的乙醇棉球擦拭干净患处。然后，取出药末轻轻吹敷在耳朵内，用量少许即可。

操作间隔：每日 3 ~ 5 次，直至痊愈为止。

主治：中耳炎。

贴敷疗法 ③

贴敷部位：耳腔。

药物组成：穿心莲粉、猪胆汁粉各 0.3 克，枯矾 0.6 克。

制备方法：上 3 味药，各研极细，混匀。

操作规程：先以棉签清除耳中脓液，再将少许吹入耳内。

操作间隔：每日 1 次。

主治：中耳炎。

贴敷疗法 ④

贴敷部位：耳腔。

药物组成：川黄连 10 克，枯矾 10 克，冰片 5 克。

制备方法：将黄连和枯矾研成细末，加入冰片研匀。

操作规程：先用 3% 的双氧水清洗患耳，然后取适量药粉，用适量蜂蜜调成糊状，敷于患处。

操作间隔：每天换药 1 次，连续用药一周左右。

主治：中耳炎。

贴敷疗法 ⑤

贴敷部位：耳腔。

药物组成：鲜地龙 10 条，白糖适量。

制备方法：将地龙洗净，加入白糖，一起捣成糊状。

操作规程：将药糊敷于患处。

操作间隔：每天换药 1 次，连续用药一周左右。

主治：中耳炎。

贴敷疗法 ⑥

贴敷部位：耳腔。

药物组成：青黛 30 克，冰片 10 克，食醋适量。

制备方法：将青黛和冰片研成细末，加入食醋调匀。

操作规程：将药糊敷于患处．

操作间隔：每天换药 1 次，连续用药一周左右。

主治：中耳炎。

鼻窦炎

【疾病概述】

鼻窦炎是鼻窦黏膜的非特异性炎症，也称为副鼻窦炎，是鼻科常见多发病。鼻窦炎可单独发生，也可形成多鼻窦炎或全鼻窦炎。

【症状表现】

鼻窦炎的主要临床表现包括黄鼻涕、前额部肿痛、不舒适感、昏沉感、鼻塞，可能伴有全身症状。发热或寒战提示感染已扩散至鼻窦以外，鼻腔黏膜常充血、红肿，黄绿色脓性分泌物多。

【辨证分型】

1. 外感风寒：鼻塞严重，喷嚏频繁，鼻涕清稀，声音重浊。

2. 外感风热：鼻塞干燥，时轻时重，或鼻痒气热，鼻涕少而黄稠。

3. 气滞血瘀：持续鼻塞，鼻涕多而黏稠，颜色白或黄稠，嗅觉不灵敏，声音不扬。

4. 气虚邪滞：鼻塞时轻时重，或白天轻夜晚重，鼻涕白而稀，遇寒加重，头晕头痛。

【经典方剂】

贴敷疗法 1

贴敷部位：鼻腔。

药物组成：鱼腥草、鹅不食草、瓦松各 15 克，冰片 1 克。

制备方法：先将鱼腥草、鹅不食草、瓦松和匀，研成细粉，再加入冰片调匀，装瓶备用。

操作规程：使用时取适量药粉吸入鼻腔。

操作间隔：每日 2 ~ 3 次，7 天为 1 疗程。

主治：肺经风热型鼻窦炎。

贴敷疗法 ②

贴敷部位：鼻腔。

药物组成：鱼脑石 6 克，细辛、白芷、白豆蔻、丁香各 3 克，明雄 2 克，冰片 1 克。

制备方法：上药分别研细，混合。

操作规程：用棉球蘸取药粉少许，塞入 1 只鼻孔。

操作间隔：每日 3 次，左右鼻孔交替，直至治愈

主治：鼻窦炎。

贴敷疗法 ③

贴敷部位：鼻腔。

药物组成：丝瓜叶 30 克，冰片毫 3 克。

制备方法：将丝瓜叶磨成细粉，再加入冰片调匀，装瓶备用。

操作规程：在使用时，只需取适量药粉吸入鼻腔即可。

操作间隔：每日 2 ~ 3 次，7 日为 1 个疗程。

主治：胆腑郁热型鼻窦炎。

贴敷疗法 ④

贴敷部位：鼻腔。

药物组成：辛夷 15 克，白芷、苍耳子各 10 克，桂枝 5 克。

制备方法：上药烘干共研为细末，装瓶备用。

操作规程：每日晚饭后取药末 1 克，用 1 寸见方双层纱布 2 块，将药末包成 2 个药球，以棉线扎紧，并留线头 1 寸左右，先塞一个药球于一侧鼻孔，用另一鼻孔呼吸，1 小时后将药球拉出，将另一药球塞入对

侧鼻孔。

操作间隔：连续 5 日。

主治：鼻窦炎。

贴敷疗法 5

贴敷部位：迎香。

药物组成：苍耳子 30 克，辛夷 20 克，白芷 10 克，薄荷 10 克，细辛 5 克。

制备方法：上药共研细末，过筛备用。

操作规程：取适量药粉，用食醋或生姜汁调成糊状，外敷于迎香穴上，用纱布覆盖，胶布固定。

操作间隔：每次贴敷 2 ~ 4 小时，每日 1 ~ 2 次。连续贴敷 5 天为 1 个疗程。

主治：鼻窦炎。

过敏性鼻炎

【疾病概述】

鼻黏膜的变态反应是一种常见的呼吸道变态反应形式，有时与支气管哮喘同时存在。

【症状表现】

过敏性鼻炎，也称为变态反应性鼻炎，是一种常年发作的疾病。其主要临床表现为鼻痒、连续打喷嚏、流清鼻涕以及间歇性或持续性鼻塞不通等。

【辨证分型】

1. 外感风寒：鼻塞严重，喷嚏频繁，鼻涕清稀，声音重浊。

2. 外感风热：鼻塞干燥，时轻时重，或鼻痒气热，鼻涕少而黄稠。

3. 气滞血瘀：持续鼻塞，鼻涕多而黏稠，颜色白或黄稠，嗅觉不灵敏，声音不扬。

4. 气虚邪滞：鼻塞时轻时重，或白天轻夜晚重，鼻涕黏而稀，遇寒加重，头晕头痛。

【经典方剂】

贴敷疗法 ①

贴敷部位：鼻腔。

药物组成：辛夷、苍耳子、白芷、丝瓜藤各 100 克，绿矾 50 克，薄荷 60 克。

制备方法：上药研成细粉，过 120 目筛，将细粉装入胶囊内备用。

操作规程：将药末吸入鼻腔。

操作间隔：每日 3 次，每次 0.1 克，10 天为 1 个疗程，隔 3 ~ 5 天再进行第 2 个疗程的治疗。

主治：过敏性鼻炎。

贴敷疗法 ②

贴敷部位：风门、肺俞、百会、囟会。

药物组成：麻黄 30 克，熟附子 30 克，细辛 15 克，白芥子 30 克，辛夷 40 克，苍耳子 50 克，冰片 20 克。

制备方法：上药共研细末，瓶装备用。

操作规程：将上药 50 克和生姜 50 克捣成泥状，混合均匀后调成膏状。将膏状物均匀涂抹于风门、肺俞、百会和囟会等穴位上，然后用膏药固定。最后，用电吹风热吹膏药，使其固化。

操作间隔：每次 10 分钟，热敷 2 ~ 12 小时后，嘱患者除去膏药，每日或隔日 1 次，7 次为 1 个疗程，重者连用 5 ～ 7 个疗程。

主治：过敏性鼻炎。

贴敷疗法 ③

贴敷部位：大椎、肺俞、膏肓、肾俞、囟门。

药物组成：白芥子 2 份，延胡索、甘遂、丁香、白芷、细辛各 1 份。

制备方法：上药共研细末，过 80 目细筛，用新鲜生姜汁调匀成糊状，装罐备用。

操作规程：使用小匙取出适量药膏，放置在 4 厘米 × 4 厘米的纱布棉垫中央，然后将药膏贴敷在大椎、肺俞、膏肓、肾俞、囟门等穴位上，并用胶布固定。

操作间隔：每次贴敷 3 小时，5 天贴 1 次，3 次为 1 个疗程。

主治：过敏性鼻炎。

贴敷疗法 ④

贴敷部位：鼻孔。

药物组成：石菖蒲、皂角刺各等份。

制备方法：上药共研细末，装瓶备用。

操作规程：将少量药物用药棉包裹成球状，然后塞入患侧鼻孔中。

操作间隔：每日 3 次。

主治：过敏性鼻炎。

贴敷疗法 ⑤

贴敷部位：肺俞、膏肓、百劳。

药物组成：白芥子、细辛、甘遂、辛夷各等份，麝香适量。

制备方法：前 4 味药共研细末，装入瓶中备用。同时，将麝香研成细末，单独装瓶。

操作规程：使用时，取适量药末，与姜汁混合调成糊状，制作成铜钱大小的药饼。在药饼上撒上少许麝香，然后分别贴敷于肺俞、膏肓、百劳等穴位上。

操作间隔：每次贴 6 ～ 8 小时后除去，10 天贴药 1 次，3 ～ 6 次为
1 个疗程。

主治：过敏性鼻炎。

贴敷疗法 6

贴敷部位：百劳、肺俞、膏肓俞、大椎、风门、脾俞、大杼、肺俞、
肾俞。

药物组成：白芥子 5 份，细辛、甘遂各 2 分，延胡索 1 份。

制备方法：上药烘干，共研为细末，过筛，用鲜生姜汁或蜂蜜调成
药饼，药饼中心放麝香少许备用。

操作规程：在夏季初伏时，将药膏贴敷在百劳、肺俞和膏肓俞（双
侧）等穴位上，并用纱布覆盖和胶布固定。6 ～ 8 小时后，取下药饼。
在中伏时，将药膏贴敷在大椎、风门和脾俞上，4 ～ 6 小时后取下。在
末伏时，将药膏贴敷在大杼、肺俞和肾俞上，3 ～ 4 小时后取下。

操作间隔：每伏贴药 1 次，连贴 3 年。

主治：过敏性鼻炎。

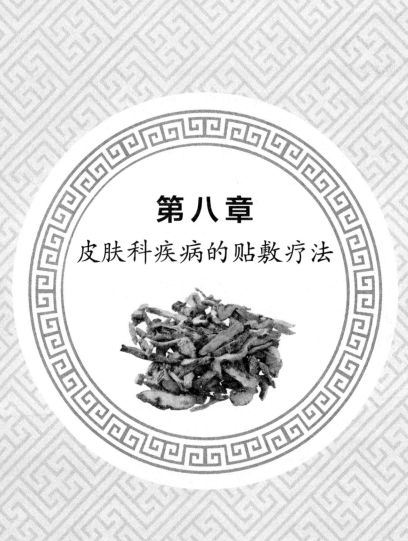

第八章

皮肤科疾病的贴敷疗法

面部色斑

【疾病概述】

色斑是指皮肤上出现的有颜色改变的斑点或斑片，包括白色、黑色和红色的色斑，其中以黑色素细胞合成黑色素增加所导致的褐色斑或黑色斑最为常见。

【症状表现】

1. 雀斑：这些小斑点通常分布在脸部和身体各部位，呈现出小米粒状的形状。它们的颜色可以是浅褐色或深褐色，并且形状圆圆。

2. 黄褐斑：这种斑点通常出现在脸颊、额头、眼圈、鼻翼、双唇和下巴周围等部位。它们通常呈现出左右对称的外观，大小不等，形状也不规则。黄褐斑的颜色可以是淡褐色或深褐色。

3. 晒斑：晒斑大部分呈现出面状或块状，颜色为黄褐色或褐色。

4. 妊娠斑：这种斑点主要分布在孕妇的鼻梁、双颊，也可能出现在前额部，呈现出蝴蝶形状。它们的颜色可以是淡褐色或深褐色。

【辨证分型】

1. 肝郁气滞型：面部出现青褐色斑点，颜色可能浅或深，斑点边界清晰，在两颧周围对称分布。同时可能出现情绪波动大、嗳气、反酸、长叹气、失眠多梦等症状，女性还可能伴有月经不调、乳房胀痛等症状。

2. 气滞血瘀型：面部出现黄褐色斑片，颜色较深，同时可能伴随性格急躁易怒、胸胁胀痛等症状。

3.脾虚湿阻型：面部出现淡褐色斑片如尘土，或灰褐色，整个面色暗沉，斑点边界不清，分布于鼻翼、前额及口周。伴随有疲劳乏力、气短懒言、大便不成形、慢性腹泻等症状。

4.肝肾阴虚型：面部出现黑褐色斑点，大小不一，形状不规则，分布于两颧、耳前和颞部。伴随有腰膝酸软、头晕目眩、耳鸣眼涩、月经不调、五心烦热等症状。

【经典方剂】

贴敷疗法 ①

贴敷部位：斑点处。

药物组成：白及、白芷、白附子各6克，白蔹莓、白丁香（即雀粪）各4.5克，密陀僧3克。

制备方法：上药共研细末，装瓶备用。

操作规程：每晚睡前，先用温水洗浴面部，然后取少许药末，用鸡蛋清或白蜜调成稀膏，均匀涂抹在斑点处。翌日早晨起床后，再用温水洗掉药膏，然后进行日常护肤。

操作间隔：连续1个月，可消退。

主治：面颊部黄褐斑。

贴敷疗法 ②

贴敷部位：斑点处。

药物组成：香附子（大者）10枚，白芷、零陵香各64克，茯苓32克，蔓菁油200毫升，牛髓、羊髓各1000毫升，水渍白蜡（烊化）242克，麝香0.6克。

制备方法：将固体药研成细末，然后与液体药混合均匀，调成糊状。

操作规程：外涂敷患处。

操作间隔：连续1个月，可消退。

主治：面部黑斑。

贴敷疗法 ③

贴敷部位：斑点处。

药物组成：珍珠粉、白芷、细辛各 3 克，胡萝卜 1 根，奶粉、蜂蜜各适量。

制备方法：将前 3 味药磨成粉，混匀。胡萝卜洗净后，切成块状，用搅拌机打碎。将各配料混匀搅拌为糊状。

操作规程：取用量敷于面部。

操作间隔：15 ～ 20 分钟后，清洗面部，连续 1 个月以上。

主治：面部色斑。

贴敷疗法 ④

贴敷部位：斑点处。

药物组成：白芷 10 克，白蔹莓 10 克，白术 10 克，白茯苓 10 克，白及 10 克，白僵蚕 10 克，白附子 10 克。

制备方法：上药研成细粉，加入适量蜂蜜或鸡蛋清调成糊状，搅拌均匀。

操作规程：清洁面部后，将膏均匀涂抹在色斑处。

操作间隔：1 周使用 2 ～ 3 次，连续使用 1 个月以上

主治：面部色斑。

贴敷部位：斑点处。

贴敷部位：面部色斑处

药物组成：白芍 10 克，白术 10 克，白茯苓 10 克。

制备方法：上药研成细粉，加入适量蜂蜜或牛奶调成糊状，搅拌均匀。

操作规程：清洁面部后，将膏均匀涂抹在色斑处。

操作间隔：每周使用 2 ～ 3 次，连续使用 1 个月以上。

主治：面部色斑。

粉刺

【疾病概述】

粉刺，也称为痤疮，是一种常见的毛囊和皮脂腺慢性炎症。这种病症主要发生在面部和胸背部等皮脂分泌较多的区域。粉刺有自限性，其皮损表现多样，包括粉刺、丘疹、脓疱和结节等。这些症状通常伴有皮脂溢出的现象。在青春期之后，大多数粉刺会逐渐减轻或痊愈。

【症状表现】

1. 早期症状：患者在发病初期通常会有黑头粉刺和油性皮脂溢出，同时伴有丘疹、结节、脓疱、脓肿、窦道或瘢痕等不同损害。这些损害的大小和深浅程度不一，其中以一两种损害为主。

2. 晚期症状：病程较长，多数患者无自觉症状。然而，当炎症较为明显时，可能会引起疼痛和触痛感，症状时轻时重。

【辨证分型】

1. 肺经风热：颜面、胸背丘疹，色红痒痛。

2. 湿热蕴结：红肿痛，脓包，口臭，便秘，尿黄。

3. 痰湿凝滞：脓包、结节、囊肿、瘢痕，纳呆，便溏。

4. 冲任失调：经期皮疹增多或加重，经后减轻，月经不调。

【经典方剂】

贴敷疗法 ①

贴敷部位：患处。

药物组成：黄芩、黄柏、苦参各15克，黄连5克。

制备方法：将上药加水煎煮成150毫升的药液，过滤后待用。待药液温度降至40℃左右，倒入装有300克熟石膏粉的器皿中，搅拌均匀至糊状。

操作规程：平卧，用洗面奶清洁皮肤后，对有脓疱者进行常规消毒，使用痤疮挤压器挤压感染处。用纱布巾扎好头发，用脱脂棉遮盖眉、眼、口，然后用药糊覆盖整个面部，仅留鼻孔。5分钟后患者感到微热，持续20分钟后转冷，即可揭去药糊，用水洗净面部。

操作间隔：每周2次，5次为1个疗程。

主治：粉刺。

贴敷疗法 ②

贴敷部位：患处。

药物组成：丹参、白芷、野菊花、蜡梅花、金银花、月季花、大黄各9克。

制备方法：上药中加入清水适量，煎取药液备用。

操作规程：用纱布蘸取药液（或浸透）后，敷在患处并进行热敷。如果觉得冷，可以随时更换热的纱布。

操作间隔：每日2或3次，每次敷20分钟，直至痊愈为止。

主治：粉刺。

贴敷疗法 ③

贴敷部位：患处。

药物组成：黄芩、大黄各20克，硫黄5克，五倍子、红花各10克。

制备方法：上药共研细末，装瓶备用。

操作规程：取适量本散，用清水和甘油各半的比例调成稀糊状，然后涂抹在患处。

操作间隔：每日 2 或 3 次，7 次为 1 个疗程。

主治：粉刺。

贴敷疗法 ④

贴敷部位：患处。

药物组成：黄芩、黄檗、苦参各 15 克，黄连 5 克，特级熟石膏粉 300 克。

制备方法：将黄芩、黄檗、苦参和黄连加水煎煮成 150 毫升的药汤，过滤后去渣。待药液温度降至 40℃左右，倒入装有 300 克特级熟石膏粉的器皿中，搅拌均匀至糊状。

操作规程：平卧，清洁皮肤，对有脓疱者进行常规消毒，用痤疮专业仪器挤压感染处，遮盖眉、眼、口，用药糊覆盖整个面部，持续 20 分钟后转冷揭去，用温水洗净面部。

操作间隔：每周 2 次，5 次为 1 个疗程。

主治：粉刺。

酒渣鼻

【疾病概述】

酒渣鼻是西医病名，中医称之为"酒糟鼻""红鼻子""鼻赤"，以鼻部发红、鼻准部起紫红色粟疹脓疱为特点，多发于中青年男女，分为红斑期、丘疹期、鼻赘期三期。

【症状表现】

鼻部油亮发红，有弥漫性红斑、红血丝、丘疹、脓疱，饮酒或食用辛辣食物后鼻部更红，严重者鼻部皮肤呈暗红色或紫红色，鼻头肥大，表面凹凸不平呈瘤状增生，形似杨梅。

【辨证分型】

1.肺胃热盛型酒渣鼻：这种类型的酒渣鼻是由于肺部阳气过盛，转而化为热，热与血结合后充盈到鼻部。在嗜酒、吃辛辣食物或精神紧张、情绪激动时可能出现或加重。

2.湿热蕴肤型酒渣鼻：这种类型的酒渣鼻通常与不健康的饮食习惯有关。在临床上多见于丘疹期的酒渣鼻，患者鼻部油腻、毛孔粗大，在红斑基础上出现丘疹以及脓疱，毛细血管扩张更明显，伴有局部灼热感。

3.气滞血瘀型酒渣鼻：这种类型的酒渣鼻相对少见，相当于鼻赘期。由于病程较长，久病入络，久病致瘀，或由肺胃热盛和湿热蕴肤型演变而来，或由风寒客于肌肤致寒凝血瘀。症状包括鼻部组织增生，呈结节状，毛孔扩大，舌质略红，脉沉缓。

【经典方剂】

贴敷疗法 ①

贴敷部位：阿是穴。

药物组成：桃仁9克、珍珠1～1.5克、麻子仁6～9克，轻粉、红粉各0.15克。

制备方法：将上述药物细磨后，另取适量猪板油熬化至冷却，将药粉均匀搅拌后放入猪油中，储存备用。

操作规程：取适量药膏均匀涂敷在阿是穴。

操作间隔：每日涂敷1～2次，直至治愈。

主治：酒糟鼻。

贴敷疗法 ②

贴敷部位：阿是穴。

药物组成：绿豆 750 克，荷花瓣（晒干）60 克，滑石、白芷、白附子各 15 克，冰片、密陀僧各 6 克。

制备方法：上药共研成细末。

操作规程：白天将适量药粉直接涂抹于阿是穴，夜间则将药粉用温开水调成糊状，用棉签涂敷阿是穴，外固定胶布，清晨洗去。

操作间隔：每日涂敷 1 ~ 2 次，直至治愈。

主治：酒糟鼻。

贴敷疗法 ③

贴敷部位：患处。

药物组成：大黄、硫黄、杏仁、白果、密陀僧各 10 克。

制备方法：上药共研细末，最后加适量白蜜调匀，备用。

操作规程：用消毒棉签蘸药糊外搽患处，之后外敷药膏。

操作间隔：每日 2 次，早晚各 1 次，连续 1 ~ 2 月。

主治：酒糟鼻。

贴敷疗法 ④

贴敷部位：患处。

药物组成：丹参 10 克，赤芍 5 克，黄柏 5 克，白芷 5 克，冰片 2 克。

制备方法：将丹参、赤芍、黄柏、白芷研成细粉，加入冰片混合均匀，研细过筛，装瓶备用。

操作规程：将丹参散适量涂在患处。

操作间隔：每次用药间隔 4 小时以上，每日使用 2 ~ 3 次

主治：酒糟鼻。

贴敷疗法 ⑤

贴敷部位：患处。

药物组成：七叶莲 10 克，冰片 2 克。

制备方法：将七叶莲研成细粉，加入冰片混合均匀，研细过筛，装瓶备用。

操作规程：将七叶莲散适量涂在患处。

操作间隔：每日使用 2 ~ 3 次，每次用药间隔 4 小时以上。

主治：酒糟鼻。

贴敷疗法 6

贴敷部位：患处。

药物组成：黄柏 10 克，黄连 5 克，黄芩 5 克，白芷 5 克，冰片 2 克。

制备方法：将黄柏、黄连、黄芩、白芷研成细粉，加入冰片混合均匀，研细过筛，装瓶备用。

操作规程：将复方黄柏散适量涂在患处。

操作间隔：每日使用 2 ~ 3 次，每次用药间隔 4 小时以上。

主治：酒糟鼻。

荨麻疹

【疾病概述】

荨麻疹是一种皮肤以风团表现为主的过敏性疾病，患者皮肤抓挠后会出现红色隆起，像豆瓣一样，可能会出现在身体的各个部位，时隐时现，但退后不会留下痕迹。

【症状表现】

皮疹为发作性皮肤黏膜潮红或风团，大小不等，颜色苍白或鲜红，时起时消，持续时间不超过 24 ~ 36 小时，消退后无痕迹，伴剧烈瘙痒，少数有全身症状如发热、关节肿痛等。

【辨证分型】

1.风寒型荨麻疹：淡红色风团，头面和手足重，遇风冷加重，温则缓，冬季严重，夏季轻，舌胖苔白，脉浮紧或迟缓。

2.风热型荨麻疹：发病急，红色风团，遇热剧，遇冷减，发热，咽喉肿痛，舌红苔薄黄，脉浮数。

3.血热型荨麻疹：皮肤灼热刺痒，搔抓后起风团或条痕隆起，越抓越起，夜间重，心烦不宁，口干思饮，舌红苔净，脉弦滑。

4.脾虚型荨麻疹：风团反复发作，伴形寒怕冷，四肢不温，脘闷纳呆，腹痛便泻，舌淡苔白，脉沉细缓。

5.血虚型荨麻疹：风疹反复发作，迁延日久不愈，午后或夜间发作或疲劳时加重，舌红少津或舌质淡，脉沉细。

【经典方剂】

贴敷疗法 ①

贴敷部位：神阙。

药物组成：红花、桃仁、杏仁、生栀子各 15 克，冰片 5 克。

制备方法：上药共研细末，装瓶备用。

操作规程：每次取 1 克药粉，用凡士林（或蜂蜜）调成糊状，敷在神阙上，用敷料固定。

操作间隔：每日换药 1 次，敷 2 ~ 10 次为 1 个疗程。

主治：荨麻疹肤痒。

贴敷疗法 ②

贴敷部位：神阙。

药物组成：银柴胡、胡黄连、防风、浮萍、乌梅、甘草各等量。

制备方法：上药共研为末。

操作规程：取适量药粉填满脐窝，用手压实，以纱布覆盖，胶布固定。

操作间隔：每日换药 1 次，坚持常贴，1 个月为 1 个疗程。

主治：荨麻疹。

贴敷疗法 ③

贴敷部位：患处。

药物组成：荆芥穗 30 克。

制备方法：将药粉揉碎，炒热，然后装入布袋内。

操作规程：将药膏迅速敷于患处，再外贴自热式柔性 TDP 灸疗贴。

操作间隔：每次贴敷 10 ~ 15 分钟，每日 1 ~ 2 次。

主治：荨麻疹。

贴敷疗法 ④

贴敷部位：患处。

药物组成：藜根、苍耳根各 6 克。

制备方法：上药加水煎沸。

操作规程：将药汁浸泡纱布后，敷于患处，再外贴自热式柔性 TDP 灸疗贴。

操作间隔：每日数次。

主治：荨麻疹。

贴敷疗法 ⑤

贴敷部位：患处。

药物组成：败酱草 30 克。

制备方法：水煎。

操作规程：将纱布浸泡在其中，然后敷于患处。

操作间隔：每日数次。

主治：荨麻疹。

贴敷疗法 ⑥

贴敷部位：患处。

药物组成：防风 10 克，荆芥 10 克，连翘 10 克，麻黄 5 克，白术 5 克，黄芩 5 克，栀子 5 克，石膏 10 克，滑石 10 克，甘草 5 克，桔梗 5 克，当归 5 克，赤芍 5 克，川芎 5 克，薄荷 5 克，生姜 3 片，大枣 2 枚。

制备方法：上药研成细粉，混合均匀，研细过筛，装瓶备用。

操作规程：将散粉适量涂在患处，以纱布覆盖，胶布固定。

操作间隔：每日使用 2 ~ 3 次，每次用药间隔 4 小时以上。

主治：荨麻疹。

贴敷疗法 ⑦

贴敷部位：患处。

药物组成：金银花 10 克，野菊花 10 克，蒲公英 10 克，紫花地丁 10 克，紫背天葵子 10 克。

制备方法：将上述药物研成细粉，混合均匀，研细过筛，装瓶备用。

操作规程：将散粉适量涂在患处，以纱布覆盖，胶布固定。

操作间隔：每日使用 2 ~ 3 次，每次用药间隔 4 小时以上。

主治：荨麻疹。

带状疱疹

【疾病概述】

带状疱疹是一种常见的皮肤病，其特征是神经和皮肤同时受累。在中医理论中，这种疾病被称为"缠腰火丹"或"蛇串疮"，而老百姓则习惯将其称为"缠腰龙"。

【症状表现】

症状表现包括局部皮肤神经痛，出现红斑以及大小水疱，皮疹沿着周围神经分布延伸，呈带状。这些症状可发生在任何部位，腰部最常见。

【辨证分型】

1. 肝胆湿热型：疾病初期，皮肤出现鲜红的疹子，像一群小水疱，这些水疱的壁很紧张，皮肤也会热痛和刺痛。

2. 脾虚湿蕴型：疾病中期，皮疹的颜色变得较淡，水疱壁松弛，皮肤出现糜烂和渗出，疼痛的感觉时轻时重。

3. 气滞血瘀型：疾病后期，皮疹的颜色变得暗沉，皮肤结痂，或者即使皮疹已经消退，疼痛仍然持续。

【经典方剂】

贴敷疗法 ①

贴敷部位：患处。

药物组成：鲜马齿苋 50 克。

制备方法：将鲜马齿苋洗净，捣成糊，备用。

操作规程：敷于皮损处。

操作间隔：每日 2 次。一般用药 2 日后即显效。

主治：带状疱疹。

贴敷疗法 ②

贴敷部位：患处。

药物组成：王不留行 50 克，鸡蛋清适量。

制备方法：将王不留行焙至黄褐色，研成细末，以鸡蛋清调成糊状。

操作规程：敷皮损处。

操作间隔：每日 2 次。一般用药 3 ~ 15 日即可显效。

主治：带状疱疹。

贴敷疗法 ③

贴敷部位：患处。

药物组成：桑螵蛸 50 克，香油适量。

制备方法：将桑螵蛸烧焦，研成细末，再用香油调成糊状。

操作规程：取适量，外涂患处。

操作间隔：每日 3 ~ 4 次。用药 1 ~ 2 日即可显效。

主治：带状疱疹。

贴敷疗法 ④

贴敷部位：患处。

药物组成：生大黄、黄柏各 20 克，五倍子、芒硝各 10 克，凡士林适量。

制备方法：前 4 味药共研细末，通过 120 目筛子，加入凡士林混合制成 3% 的软膏。根据皮损的大小，将软膏均匀地涂抹在麻纸上，形成约 0.2 厘米厚的膏药。

操作规程：贴敷患处。

操作间隔：隔日换药 1 次。一般用药 3 ~ 7 日见效。

主治：带状疱疹。

贴敷疗法 ⑤

贴敷部位：患处。

药物组成：云南白药、白酒（或香油）各适量。

制备方法：根据皮损面积的大小，取适量的云南白药药粉，用白酒或香油调和成糊状。

操作规程：涂敷患处。同时口服云南白药，每次 0.3 克，每日 3 ~ 5 次。

操作间隔：每日 3 ~ 5 次。一般用药 3 ~ 5 日见效。

主治：带状疱疹。

贴敷疗法 ⑥

贴敷部位：患处。

药物组成：鲜韭菜根 30 克，活地龙 20 克，香油适量。

制备方法：将新鲜的韭菜根和活地龙捣碎，加入香油搅拌均匀。

操作规程：涂敷患处，外用纱布固定。

操作间隔：每日 2 次。一般用药 4 ～ 6 日见效。

主治：带状疱疹。

扁平疣

【疾病概述】

扁平疣是因人乳头瘤病毒（HPV）感染导致的皮肤病，表面呈扁平状丘疹，中医称为"千日疮""扁瘊""疣目"。

【症状表现】

扁平疣的皮损为表面光滑的扁平丘疹，大小如针头、米粒至黄豆，颜色为淡红色、褐色或正常皮肤色，数量较多且分布不均，可融合成簇，常因搔抓而形成新的损害。一般无自觉症状，但偶尔会有瘙痒感，可自行消退但也会复发。

【辨证分型】

1. 风热蕴结：皮疹颜色淡红，数量较多，微痒或不痒，病程较短。同时，患者可感口干，但不想饮水。舌质红，苔薄白或薄黄，脉浮数或弦。

2. 热瘀互结：时间较短，皮疹较硬，大小不一，颜色黄褐色或暗红色，不痛也不痒。舌头的颜色可能是红色或暗红色，舌苔可能是薄白色，脉象可能是沉弦。

181

【经典方剂】

贴敷疗法 1

贴敷穴位：足三里、曲池。

药物组成：板蓝根 30 克，苦参 15 克，生薏苡仁 30 克，芒硝 30 克，露蜂房 15 克，马齿苋 30 克，枯矾 10 克。

制备方法：将上述药物研成细末，用食醋调成糊状。

操作规程：将调好的药糊敷于选定的穴位上，用胶布固定。

操作间隔：每天换药 1 次，连续贴敷 7 天为 1 个疗程。

主治：扁平疣。

贴敷疗法 2

贴敷穴位：曲池、血海。

药物组成：香附、木贼各 30 克，苍耳子 20 克，白矾 10 克。

制备方法：上药研成细末，用醋调成糊状。

操作规程：将调好的药糊敷于选定的穴位上，用胶布固定。

操作间隔：每天换药 1 次，连续贴敷 7 天为 1 个疗程。

主治：扁平疣。

贴敷疗法 3

贴敷穴位：三阴交、合谷。

药物组成：珍珠粉 20 克，生石膏 30 克，滑石 30 克，蜂蜜适量。

制备方法：上药研成细末，用蜂蜜调成糊状。

操作规程：将调好的药糊敷于选定的穴位上，用胶布固定。

操作间隔：每天换药 1 次，连续贴敷 7 天为 1 个疗程。

主治：扁平疣。

贴敷疗法 4

贴敷穴位：阿是穴、风池。

药物组成：川芎、白芷、赤芍、乌梅各 15 克，紫草、红花各 10 克。

制备方法：上药研成细末，用温水调成糊状。

操作规程：将调好的药糊敷于选定的穴位上，用胶布固定。

操作间隔：每天换药 1 次，连续贴敷 7 天为 1 个疗程。

主治：扁平疣。

贴敷疗法 ⑤

贴敷穴位：太阳、颊车。

药物组成：柴胡、香附、黄芩、丹皮各 15 克，黄柏 20 克，红花 10 克。

制备方法：上药研成细末，用温水调成糊状。

操作规程：将调好的药糊敷于选定的穴位上，用胶布固定。

操作间隔：每天换药 1 次，连续贴敷 7 天为 1 个疗程。

主治：扁平疣。

贴敷疗法 ⑥

贴敷穴位：肺俞、中府。

药物组成：紫草、丹参各 30 克，板蓝根、薏苡仁各 20 克，冰片 5 克。

制备方法：上药研成细末，用适量香油调成糊状。

操作规程：将调好的药糊敷于选定的穴位上，用胶布固定。

操作间隔：每天换药 1 次，连续贴敷 7 天为 1 个疗程。

主治：扁平疣。

皮肤瘙痒症

【疾病概述】

皮肤瘙痒症是一种皮肤病，其特征为皮肤瘙痒，但无原发性皮损。在中医中，这种病症被称为"风瘙痒""风痒"或"痒风"。

【症状表现】

皮肤瘙痒症常表现为身体某处或全身瘙痒，无疹疥，夜晚瘙痒尤为严重，导致心烦难眠，搔抓出血仍不能缓解瘙痒，皮肤上留有抓痕。成年人尤其是老年人多发。

【辨证分型】

1.阴虚内热型：表现为皮肤红褐色搔痕、点状血痂和鳞屑，肌肤干燥，触之灼热，口渴咽干，五心烦热，午后尤甚，得凉则舒，小便色黄。舌质红，苔少，脉细数。

2.肝阳上亢型：表现为周身皮肤瘙痒，抓后皮肤潮红，患者性情急躁易怒，不能自控，伴有头痛头胀眩晕，表现为面红目赤，口苦，小便黄。舌质红，苔黄，脉弦数。

3.脾肺气虚型：表现为皮肤频繁瘙痒，搔痒至出血仍不止痒，夜间不能安眠。皮肤损伤累累，有色素沉着，精神萎靡，少气懒言，肢体倦怠，纳差。舌质淡，苔白，脉细弱。

4.肺热瘙痒型：表现为全身皮肤阵发性瘙痒，痒剧时难以入眠，口咽干燥，皮肤干燥无润感，触之有明显热感，伴有抓痕血痂，大便干燥。舌质红，苔少，脉数。化验检查空腹血糖、肝肾功能等均无异常。

5.气血亏虚型：表现为瘙痒剧烈，肌肤干燥，出现条状搔痕、血痂和细薄皮屑。患者形体瘦弱，面色少华，神疲肢倦乏力，夜不能寐。舌质淡，苔薄，脉细无力。

6.湿热瘙痒型：在夏秋季节多发，明显瘙痒，搔痒后皮肤发红或起丘疹，有抓痕痂皮，得凉后痒感减轻。患者纳食不香，口苦渴不欲饮，小便色黄。舌质红，苔黄略腻，脉濡数。

【经典方剂】

贴敷疗法 ①

贴敷部位：神阙。

药物组成：红花、桃仁、杏仁、生栀子、荆芥、地肤子各等量。

制备方法：上药混合后，研成细末，加入适量的蜂蜜搅拌均匀，调成糊状，备用。

操作规程：取适量的药糊敷在神阙上，外覆纱布，胶布固定。

操作间隔：每日更换 1 次。

主治：皮肤瘙痒症。

贴敷疗法 ②

贴敷部位：神阙。

药物组成：地肤子、红花、僵蚕、蝉蜕各 9 克。

制备方法：上药混合，共研细末，备用。

操作规程：取适量药末，用水调制成糊状，放入神阙内，外以纱布覆盖，胶布固定。

操作间隔：每日更换 1 次。

主治：皮肤瘙痒症。

贴敷疗法 ③

贴敷部位：神阙。

药物组成：桃仁、红花、杏仁、栀子各等份，冰片适量。

制备方法：将红花和栀子烘干，研成细粉，过筛。接着将桃仁和杏仁研成细粉，并将两种细粉混合均匀。加入冰片后再次研磨。取适量的凡士林（或蜂蜜），将上一步得到的药粉调成膏状，然后备用。

操作规程：取适量上述药膏，用纱布包裹后，贴在神阙上，胶布固定。

操作间隔：每 1 ～ 2 日换药 1 次。

主治：皮肤瘙痒症。

贴敷疗法 4

贴敷部位：患处。

药物组成：冰片 30 克，花椒 15 克，密陀僧 40 克，黄连 20 克，硫黄 40 克，雄黄 30 克，明矾 30 克。

制备方法：上药共研细末，装瓶备用。

操作规程：用棉签蘸药粉或以麻油调和涂擦患处，纱布固定。

操作间隔：每 1 ~ 2 日换药 1 次。

主治：皮肤瘙痒症。